Christus in der bildenden Kunst

W0329236

Katharina Winnekes (Hrsg.)

Christus in der bildenden Kunst

Von den Anfängen bis zur Gegenwart

Eine Einführung

Mit Beiträgen von August Heuser, Friedhelm Mennekes
und Giovanna Pisacane-Rudorf
und einem Vorwort von Günter Rombold

Kösel

© 1989 by Kösel-Verlag GmbH & Co., München.
Printed in Germany. Alle Rechte vorbehalten.
Gesamtherstellung: Kösel, Kempten.
Umschlag: Bine Cordes, Weyarn, unter Verwendung des Bildes »Dornenkrone«, 1918
von Alexej Jawlensky. © 1989 Copyright by COSMOPRESS, Genf.
ISBN 3-466-36334-9

Inhalt

Vorwort

Christus ist die Mitte des christlichen Glaubens. In ihm ist Gott Mensch geworden: »Er, der in Gottesgestalt war, erachtete das Gottgleichsein nicht als Beutestück, sondern entäußerte sich selbst, nahm Knechtsgestalt an und ward den Menschen gleich. In seiner äußeren Erscheinung als Mensch erfunden, erniedrigte er sich selbst und ward gehorsam bis zum Tode, bis zum Tod am Kreuz. Darum hat Gott ihn erhöht und ihm den Namen gegeben, der über alle Namen ist...« (Phil 2,6ff.). Weil er »als Mensch erfunden« und »den Menschen gleich ward«, konnte in der Kunst ein Christusbild entstehen, das Bild eines Menschen, der in seinem Leiden und in seiner Herrlichkeit durchsichtig wurde auf Gott hin. Er war »das Bild des unsichtbaren Gottes« (Kol 1,15): Darum konnte die tiefsitzende Aversion des Judentums und auch vieler frühen Christen gegen ein »Gottesbild« überwunden werden, darum konnten letztendlich alle Angriffe der Bilderfeinde in der Geschichte des Christentums abgeschlagen werden.

Die Heftigkeit des Bilderstreits wird nur verständlich, wenn man erkennt, daß es hier um die Mitte des christlichen Glaubens geht: um die Anerkennung der Fleischwerdung Gottes. Darauf pocht Johannes Damascenus, der große Verteidiger der Bilder im 8. Jahrhundert: Indem Gott »vollkommener Mensch« wird, »vollbringt er das Neueste von allem Neuen, das allein Neue unter der Sonne, wodurch sich die unendliche Macht Gottes offenbart. Denn was gibt es Größeres, als daß Gott Mensch wird?« Darin offenbart sich aber nicht nur die unendliche Macht Gottes, sondern mehr noch seine unendliche Liebe. Wer daher das Recht des Christusbildes leugnet, leugnet die Inkarnation und damit die Liebe Gottes und die Erlösung des Menschen. Damit trifft er die Herzmitte des Christentums.

Das sind die theologischen Bedingungen der Möglichkeit des Christusbildes. Aus dieser Glaubensüberzeugung erwächst die vielfältige und großgeartete Geschichte des Christusbildes im Morgen- und Abendland. Das Christusbild ist der Kristallisationspunkt der christlichen Ikonologie und Ikonografie; bis zum Ende des 18. Jahrhunderts ist es zugleich das zentrale Thema der europäischen Kunstgeschichte.

Erstaunlich ist allerdings die Wandlungsfähigkeit dieses Themas. Im Christusbild finden viele verschiedene Formen der Frömmigkeit und viele Stilwandlungen der Kunst ihren Niederschlag. Da ist der Gute Hirt der Katakomben, ein Erlöserbild, und der Lehrer und Gesetzgeber aus der Zeit Konzilien: Christus der wahre Philosoph, die Erfüllung der Sehnsucht der griechisch-römischen Welt. Von nun an wird sein Bild immer mehr ins Gewaltige und Herrscherliche gesteigert bis hin zum Pantokrator, zum Allherrscher in den Apsiden der Basiliken des christlichen Ostens. Erst spät, im 5. Jahrhundert, wagten es die Christen, den Gekreuzigten darzustellen. Erst nach der Jahrtausendwende tritt sein Leiden und Sterben in den Vordergrund. Im 12. Jahrhundert kommt es zum folgenreichsten Umbruch in der Geschichte des Christusbildes. Aus dem »fernen« Gott wird nun der »nahe«, der menschliche Gott. Dabei entfaltet sich eine Dialektik: er ist einerseits der »Beau Dieu«, der schöne und milde Gott, auf der anderen Seite der »Wurm«, der sich am Kreuz vor Schmerzen krümmt, »ohne Gestalt noch Schönheit« (Jes 53,2). Darin treten die Frömmigkeitsbewegungen des hohen und späten Mittelalters in Erscheinung: die bernhardinische,

franziskanische, mystische Bewegung. Vom 16. Jahrhundert ab kommt es zu grundsätzlichen Auffassungsdifferenzen zwischen dem protestantischen Norden und dem katholischen Süden Europas: dort ist das Christusbild Ausdruck der »theologia crucis« (Rembrandt!), hier der »theologia gloriae« (von Raffael und Tizian bis Tiepolo).
Und dann? Kommt es am Ende des 18. Jahrhunderts, in der Aufklärung, zum »Ende des Christusbildes« (Wolfgang Schöne)? Manches scheint dafür zu sprechen: die christliche Bildwelt verkommt vielfach zur bürgerlichen »Schlafzimmerdekoration« (Katharina Winnekes). Doch der oberflächliche Blick trügt: Das Christusbild wandelt sich erneut. Christus wird in der Kunst eine subversive Kraft, und das je länger desto mehr. Er ist da in den Landschaften eines Caspar David Friedrich und in den Olivengärten van Goghs, er begegnet in den Kriegs- und Passionsbildern der Expressionisten als Bruder aller Geopferten und Hingeschlachteten, er spricht aus den ungegenständlichen Bildern eines Barnett Newman, er läßt sich nicht gänzlich übermalen von Arnulf Rainer, er wird zum Stein des Anstoßes bei Alfred Hrdlicka, zu einer welterneuernden Kraft bei Joseph Beuys. Dafür die Augen zu öffnen, ist das Anliegen dieses Bandes.

Günter Rombold

Entwicklung des Christusbildes bis zum 19. Jahrhundert

I

Das Christusbild zwischen Katakombenmalerei und Schlafzimmerdekoration

1. Aktuelle Christusbilder

Das Christusbild hat eine lange und wechselvolle Geschichte, deren Beginn einerseits mit dem jüdischen Bilderverbot in Zusammenhang steht und andererseits mit dem heidnischen Bedürfnis, die verehrten Götter bildlich darzustellen. Ursprünglicher Ort dieses Bildes ist der Sakralraum oder auch der private Andachtsraum. – Heute stellt sich angesichts der »Produkte«, die als Christusbilder »gehandelt« werden, die Frage, ob nicht die Geschichte dieses Bildes bereits vor einiger Zeit ihr Ende gefunden hat. Oder manifestiert sich die Endphase gerade erst darin, daß Bilder längst vergangener Zeit stilistisch modernisiert – oder auch nicht – weitergetragen werden, ohne jedoch wirkliche Aktualität, Bezug zum gesellschaftlichen Leben erkennen zu lassen: Formale Modernität ohne inhaltliche Bedingtheit?

Welchen Sinn hat eine kunsthandwerklich moderne Darstellung des Christus, die keine neue Auslegung, kein Bedürfnis ahnen läßt, sich mit diesem Christus wirklich auseinanderzusetzen? Welchen Sinn haben Darstellungen, die in ihrer reproduzierenden Form weiter nichts wollen, als den Bedarf eines »frommen Marktes« befriedigen, der sich hauptsächlich im dekorativ auszustattenden Kirchenraum auftut. Dem Geist nach ist Kirche Raum der sakramentalen Gegenwart Christi, Raum also der Begegnung mit Christus. De facto ist Kirche häufig Ort »modischer Bildchen«, die bestenfalls Ausstattungsstücke, keineswegs aber Zeugnisse der Auseinandersetzung mit der Gestalt Christi sind. Hier ist die Tradition des Ringens um Christus in der bildenden Kunst zugunsten gutgemeinter Raumdekoration verlorengegangen, in der das Christusbild seinen Platz in ähnlicher Weise findet wie in den fünfziger Jahren einmal der »röhrende Hirsch« im kleinbürgerlichen Wohnzimmer.

Wenn nun auch die lebendige Tradition des Christusbildes an seinen angestammten Orten zu Ende gegangen ist, so bedeutet dies noch nicht das Ende des Bildes selbst.

Denken wir nur an die Glückwunschkarten, die zu Erstkommunion oder Firmung verschickt werden, an die kleinen Andachtsbildchen, die Kinder so gern sammeln und ins Gebetbuch legen. Schauen wir doch in die Bibeln für die Kleinen, in die Religionsbücher. Nicht zuletzt sollten wir in die alten und neuen Kirchen gehen und dort die modernen Bildwerke – Fenster, Wandmalereien, Taufbecken, Tabernakel, Vortragekreuze, Altäre – ansehen.

Und schließlich könnte jeder einzelne einfach einmal die Augen schließen und sich nach seiner privaten Vorstellung fragen. Es geht dabei nicht um das reflektierte, sozusagen druckreife Bild, sondern um das spontan an die Oberfläche des Bewußtseins drängende. Vergleicht man dann die eigene Vorstellung mit der beliebiger Personen, so zeigt sich, daß gar nicht so viele unterschiedliche »innere Bilder« existieren. Bei spontanen Äußerungen ergeben sich zumeist zwei Vorstellungen:

Christus hat die gleiche Erscheinung wie ein Mensch. Er ist groß, schlank, jung. Er trägt in der Mitte gescheiteltes, langes Haar und einen Vollbart.

Manchmal wird noch hinzugefügt:

Jesus trägt ein langes Gewand, und er strahlt Ruhe und Sanftmut aus.

Ein anderes Bild beschreibt Jesus als den Leidenden: Er ist nackt, mit Dornen gekrönt, hat eine klaffende Seitenwunde und ist ans Kreuz genagelt.
Alle anderen Vorstellungen können wir für unsere weiteren Überlegungen ausschließen. Weder das nackte, kleine Kind in der Krippe noch der Knabe in der Werkstatt des Zimmermanns Josef noch der wunderwirkende Jesus werden berücksichtigt, wenn wir uns im folgenden mit dem Christusbild im engeren Sinne beschäftigen. Es werden nur solche Bildtypen behandelt, die auf szenische Zusammenhänge mit Erzählcharakter verzichten. Das bedeutet, daß Christus als Heiler, als Wunderwirker, als von Maria und Johannes betrauerter Gekreuzigter, als Person, die eine Rolle im erzählerischen Zusammenhang spielt, nicht berücksichtigt wird. Aufgenommen werden nur solche Bildtypen, die den Begründer des Christentums repräsentativ darstellen wollen. Das gilt für die – zumindest bei früheren Generationen – im Hausflur oder Schlafzimmer hängenden »Christusse« ebenso wie für die frühchristlichen Darstellungen.

2. Schriftquellen zum Christusbild

Das Bild von Christus hat in seiner Geschichte immer in einem eigentümlichen Spannungsverhältnis zwischen Wort- und Bildtraditionen gestanden. In beiden Bereichen scheint es das Bemühen um ein authentisches Bild gegeben zu haben. Vielleicht ist es aber auch nichts anderes als die Entwicklung eines den Werken und Handlungsmaximen, wie sie von den Evangelisten überliefert werden, angemessenen Äußeren: eine Fiktion.
Die früheste Personenbeschreibung Christi findet sich nicht etwa in den Evangelien oder bei einem der frühen Christen, sondern bei dem jüdischen Historiker Flavius Josephus, in »De bello judaico«. Es ist allerdings nicht auszuschließen, daß die Quelle im nachhinein verändert wurde. Sie berichtet:
»Damals erschien auch ein gewisser Mann von zauberischer Kraft – wenn es erlaubt ist, ihn einen Mann zu nennen, den gewisse Griechen einen Gottessohn nennen, seine Jünger aber den wahren Propheten, der Tote erweckt und alle Krankheiten geheilt habe. Sowohl sein Wesen wie seine Gestalt waren menschlich: er war nämlich ein Mann von einfachem Aussehen, reifen Alters, dunkler Hautfarbe, mit langem Gesicht, langer Nase, zusammengewachsenen Brauen, so daß, die ihn sahen, erschrecken konnten, mit wenigem Haar, aber eine Abteilung (Scheitel) tragend mitten auf dem Kopf.«
Auch die ältesten Kirchenschriftsteller, wie Justinus und Tertullianus, machen sich Gedanken um das Aussehen Jesu. Und bei Clemens Alexandrinus heißt es:
»Aber er trug nicht die Schönheit des Fleisches, die nur auf leerer Einbildung beruht, zur Schau, sondern die wahre Schönheit sowohl der Seele als auch des Körpers, die bei der Seele im Gutestun, bei dem Körper in der Unsterblichkeit des Fleisches besteht.«[1]
Die zitierte Vorstellung entspricht nicht gerade gängigen Schönheitsidealen. Ihr Sinn wird an anderer Stelle deutlich, wenn es heißt, daß
»...niemand über dem Lobe der anmutigen Erscheinung und über der Bewunderung für seine Schönheit versäume, sich um seine Worte zu kümmern.«[2]
Derartige Aussagen verunsichern, lassen sie doch kein greifbares Bild entstehen. Ist dieser Jesus nun ein körperlich schöner Mensch gewesen oder nicht? Oder werden äußere Mängel der Gestalt durch die Betonung einer inneren, geistigen oder seelischen, Schönheit ausgeglichen? Wie andererseits erklären sich Schilderungen, die Christus als unansehnlich, ja sogar als häßlich vorstellen? Ihre Wurzel haben sie beim Propheten Jesaia (53,2-3):
»Er hatte keine schöne und edle Gestalt, so daß wir

ihn anschauen mochten. Er sah nicht so aus, daß wir Gefallen fanden an ihm. Er wurde verachtet und von den Menschen gemieden, ein Mann voller Schmerzen, mit Krankheit vertraut. Wie einer, vor dem man das Gesicht verhüllt, war er verachtet; wir schätzten ihn nicht.«

Es ist nicht Christus, von dem hier gesprochen wird, sondern der Gottesknecht. Die zitierte Schrift entstand rund 600 Jahre, bevor Jesus geboren wurde. Später hat man sie dann als prophetische Äußerung auf ihn hin gedeutet, als Prophezeiung des Messias, der von Gott zum Leiden auserwählt war.

Origenes legt sich hinsichtlich der Gestalt Christi gar nicht fest, weder auf ein schönes noch auf ein unansehnliches Äußeres. Er vertritt die geradezu diplomatische Position, daß Christus »...einem jeden in der Gestalt erschien, die seinem Vermögen und seinem Heile angemessen war«[3].

Die zusammengestellten Schriftquellen stehen für eine Fülle ähnlicher Aussagen des 1. bis 3. Jahrhunderts. Sie sind unterschiedlich, sogar widersprüchlich, und keinesfalls dazu geeignet, ein bestimmtes Christusbild zu legitimieren. Und trotzdem kann man die Erfahrung machen, daß Personen unterschiedlichen Alters und verschiedenartiger Bildung weitgehend übereinstimmende Vorstellungen von Christus haben. Damit stellt sich die Frage, woher sie kommen, wenn nicht aus den Schriften der ersten Jahrhunderte. Wenn man berücksichtigt, wie lange schriftliche Überlieferung nur wenigen Menschen zugänglich war und daß mündliche Traditionen in unserem Kulturkreis immer auch schriftlich gefaßt wurden, dann bleibt als mögliche Quelle nur noch ein Ur-Bild. Wir müssen also nach einem Porträt Jesu suchen, welches natürlich nach Möglichkeit noch zu seinen Lebzeiten entstanden sein sollte.

3. Bildquellen zum Christusbild

Ein authentisches und damit verbindliches Abbild Christi glaubte man im Mittelalter in den Acheiropoieten zu finden. Das sind Bilder von Christus, die nach der Vorstellung der Zeit nicht von Menschenhand gemalt, sondern auf übernatürliche Weise entstanden sind. Hauptsächlich im byzantinischen Raum galten – und gelten heute noch – solche Bilder als wundertätig, weil ihnen göttliche Kraft innewohne. *(Abb. 1)*

In diesen Zusammenhang gehört das sogenannte Abgarbild, ein Porträt Christi, welches ein Bote des Fürsten Abgar nach dem lebenden Vorbild gemalt haben soll. Eine später entstandene Legende berichtet, daß Christus selbst ein Schweißtuch mit dem Abdruck seines Gesichts in einem Brief an Abgar gesandt habe. Dieses Mandylion, so heißt es, wurde nach Konstantinopel gebracht und 1204 von dort durch Kreuzfahrer nach Europa entführt. Es zeigt ein streng frontal gemaltes Gesicht mit weit geöffneten Augen, mit kurzem Bart und einzelnen Locken rechts und links im Gesicht. Dies ist das Schema der Christusikone, wie sie in der byzantinischen und russischen Kunst noch heute gemalt wird.

Das wohl berühmteste Acheiropoieticon der abendländischen Tradition ist das Schweißtuch der Veronika. Nach der Legende hatte Christus Berenike vom Blutfluß geheilt. Auf ihre Bitte hin soll er den Abdruck seines Antlitzes zur Erinnerung in ein Leinentuch gedrückt haben. So entstand das »wahre Abbild«, die »vera icon«. Im 14. Jahrhundert wird diese Legende mit der Passion Christi in Verbindung gebracht. Sie verknüpft sich mit dem Hinweis des Lukas-Evangeliums (Lk 23,27-31), daß Christus auf seinem Kreuzweg einer Frau begegnet und sie anspricht. Diese reicht ihm ein Tuch, damit er seinen blutigen Schweiß daran abtrocknen kann. Als er es zurückgibt, enthält es sein Abbild, eine »vera icon«. Die mittelalterliche Verballhornung dieser Bezeichnung läßt aus der namenlosen Frau Veronika werden.

Im gleichen Zusammenhang sind auch die »sacrae sindones« zu sehen, die Grabtücher, in welche Nicodemus den Leichnam Christi hüllte. Das berühmteste ist das Turiner Grabtuch, das in der Kirche Sanctissima Sindone als Reliquie verehrt wird. Es zeigt den Abdruck eines Leichnams, mit Spuren von Wunden, die denen eines Gekreuzigten entsprechen könnten. Bei aktuellen Untersuchungen hat sich herausgestellt, daß auch dieses Abbild erst im Mittelalter entstanden ist. Allerdings bleibt ungeklärt, wie das Bild zustande gekommen ist. Neben diesen beispielhaft angeführten mittelalterlichen Überlieferungen, die wirkliche Bildtraditionen begründet haben, existierten bereits im 2. und 3. Jahrhundert Berichte der Kirchenväter Irenäus und Eusebius, in denen von angeblich echten Christusbildern die Rede ist.

Aber auch hier wurden schon bald Zweifel laut. So betonte Epiphanias, der Metropolit von Konstantia auf Cypern, daß kein authentisches Bild von Christus existiere. Diese Auseinandersetzung, die ihre Fortsetzung bis zum heutigen Tag in den erneuten Untersuchungen am Turiner Grabtuch findet, ist im vorliegenden Zusammenhang unerheblich. Ob auf authentischen Vorbildern beruhend oder nicht – es hat sich ein künstlerisch gestaltetes Christusbild ausgeprägt, und das Bild hat sich verändert. Diese Entwicklung soll an markanten Beispielen verfolgt und aufgezeigt werden.

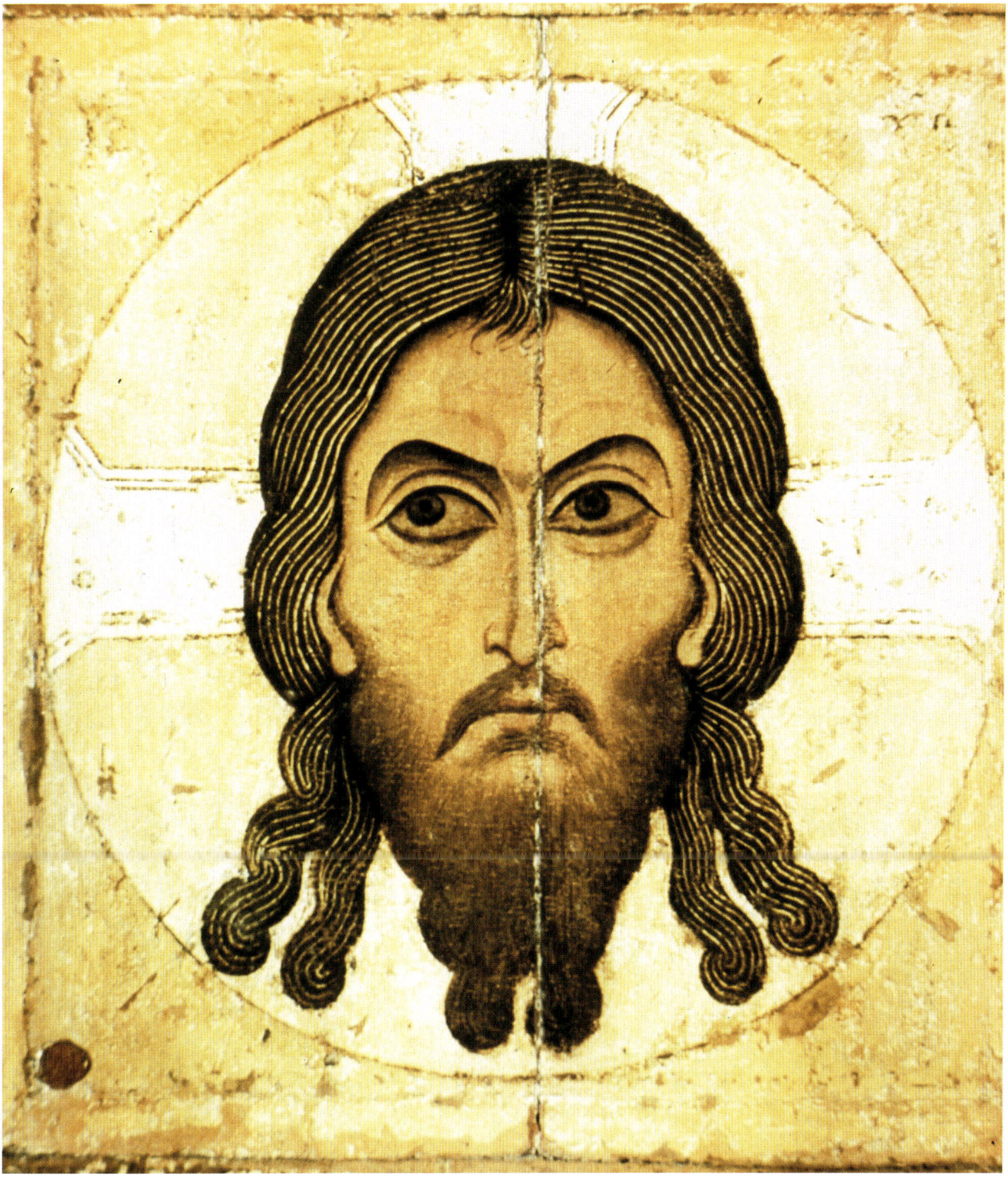

1 Mandylion (12. Jahrhundert)

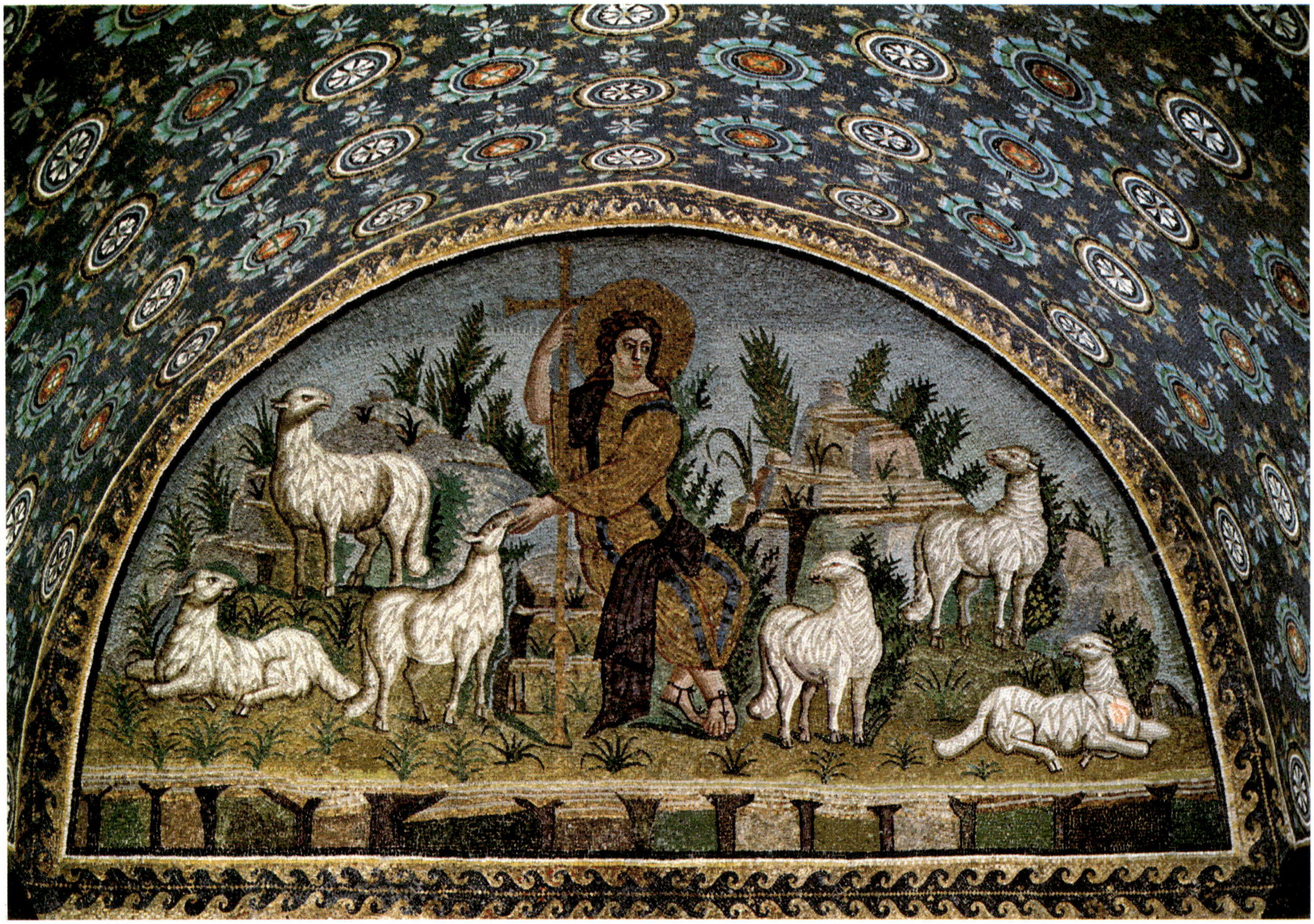

2 *Der Gute Hirt (5. Jahrhundert)*

II
Christusbilder der Antike

In der Frühzeit des Christentums, bis zur ersten Hälfte des 3. Jahrhunderts, gab es kein Christusbild. Die Christen aus dem Volk Israel hielten sich streng an das Bilderverbot des Dekalogs, in dem es heißt:
»Du sollst dir kein Bild machen, weder von dem, was im Himmel droben, noch von dem, was auf der Erde unten, noch von dem, was im Wasser unter der Erde ist. Du sollst sie nicht anbeten, noch ihnen dienen, denn ich, der Herr, dein Gott, bin ein eifernder Gott« (Ex 20,4f.).
Bei den römischen Christen machte jedoch das Bedürfnis nach verehrungswürdigen Bildern auch vor dem neuen Gottessohn, Christus, nicht halt. So heißt es von Alexander Severus, der zwischen 222 und 235 n. Chr. Kaiser war, er habe morgens in der Hauskapelle seine Andacht verrichtet, und zwar vor den Bildern ausgesuchter vergöttlichter Kaiser, besonders verehrungswürdiger Personen wie Christus, Abraham und Orpheus und vor den Ahnenporträts[5].

1. Zeichen und Symbole

Daneben entwickelte sich aus unterschiedlichen Quellen und sicherlich aus verschiedenartigen Motivationen eine eigene Christussymbolik. Die Darstellung von Dingen, Tieren und Zeichen diente dazu, auf Christus hinzuweisen. Es entstehen neutrale Bilder, die jedoch christologisch ausgedeutet werden können. Eines der ältesten, bereits im 2. Jahrhundert nachweisbaren Christussymbole ist der Fisch, dessen biblische Grundlage etwa dem Matthäusevangelium zu entnehmen ist:
»Da sagte er zu ihnen: Kommt her, folgt mir nach! Ich werde euch zu Menschenfischern machen« (Mt 4,19).
Und nach Augustinus ist Christus der Fisch, der am Tisch des Herrn gespeist wird. – Schließlich entdeckte man, daß die Buchstabenfolge des griechischen Wortes für Fisch, also ICHTHYS, ein Akrostichon für den Namen Jesu ergibt: Iesous CHristos THeou Yios Soter. Das bedeutet in der Übersetzung: Jesus Christus Gottes Sohn Erlöser. Damit hielt man nun die christologische Bedeutung des Fisches für erwiesen. Uns darf diese Tatsache jedoch nicht dazu verleiten, jede Fischdarstellung der Spätantike entsprechend auszudeuten.
Als eindeutiges Christussymbol erscheint im 4. Jahrhundert das Lamm. Die Darstellungen beziehen sich auf ein literarisches Bild aus der Apokalypse des Johannes:
»Und ich sah: Das Lamm stand auf dem Berg Zion, und bei ihm waren hundertvierundvierzigtausend; auf ihrer Stirn trugen sie seinen Namen und den Namen seines Vaters« (Offb 14,1). Neben den Symbolen bestehen Buchstabenkombinationen, Monogramme, die auf Christus hin gedeutet werden, z. B. das Alpha und das Omega, erster und letzter Buchstabe des griechischen Alphabets. Der Bezug geht wiederum aus der Apokalypse hervor: »Ich bin das Alpha und das Omega, spricht Gott, der Herr, der ist und der war und der kommt, der Herrscher über die ganze Schöpfung« (Offb 1,8).
Symbole für Christus hat es immer, bis in die Moderne hinein, gegeben. Wenn sie jedoch gerade in der Epoche, als sich die christliche Gemeinde eben erst zu entwickeln beginnt, konkurrenzlos dastehen, dann kann sicher ein Zusammenhang mit der politischen Situation hergestellt werden: Denn

im 1. und 2. Jahrhundert mußten sich die Christen dort, wo die Symbole entstanden sind, noch verbergen. Ähnlich verbergen die Symbole Christus vor dem nicht Eingeweihten. Daneben bestand für viele ein anderes Hemmnis, nämlich das jüdische Bilderverbot, aufgrund dessen Gott nicht dargestellt werden durfte.

2. Schafträger, Philosoph, Orpheus, Sol

Die Christen jedoch, die aus dem Heidentum kamen, waren von Kind auf mit Götterbildern und Ahnenporträts vertraut. So muß es nicht verwundern, daß man schon in der ersten Hälfte des 3. Jahrhunderts auch in den römischen Katakomben, den Begräbnisstätten der frühen Christen, mit Ausmalungen begann. Sie unterscheiden sich nicht unbedingt von denen in den Grabkammern der Heiden. Hier wie dort findet man Rankenwerk, Blumen, Masken, Eroten, Tiere und Früchte. Hinzu kommen allegorische Gestalten, die sowohl im Sinne heidnischer als auch christlicher Philosophie ausgedeutet werden können.
Ob die Orantin, die Betende mit erhobenen Händen, heidnische Allegorie der Frömmigkeit ist oder eine Selige im Paradies, die Gott dankt, – wer will das angesichts der Einzeldarstellung entscheiden? Auch der »Gute Hirt« ist zunächst einmal nichts anderes als der heidnische Schafträger, in der römischen Geisteswelt Symbol der Philanthropie. Die Grenze zwischen antik-heidnischem und antikchristlichem Bild ist nicht ohne weiteres erkennbar. Wenn allerdings aus dem Zusammenhang eines Bildprogrammes oder anderer Informationen heraus der Hirte eindeutig auf Christus bezogen werden kann, dann verkörpert er den von Gott gesandten Retter der Menschheit. Das Gleichnis vom »Guten Hirten« (Lk 15,3-7) klingt an, vom Hirten, der das verlorene Schaf wiedergefunden hat und es mit Freuden auf seine Schultern nimmt. Und Jesus selbst benutzt das Bild:
»Ich bin der gute Hirt. Der gute Hirt gibt sein Leben für die Schafe« (Joh 10,11). *(Abb. 2)*
Der Hirte in Verbindung mit weidenden Schafen kann aber auch als Hinweis auf den Ort der Seligen, auf das Paradies verstanden werden. Und dieses ist als Ort der Verheißung für ein Leben nach dem Tode in der Katakombenmalerei als Thema durchaus am Platz. Schon in den Psalmen heißt es:
»Der Herr ist mein Hirte, nichts wird mir fehlen. Er läßt mich lagern auf grünen Auen und führt mich zum Ruheplatz am Wasser« (Ps 23,1-2).
Wie das Motiv des Schafträgers, so wird auch das des Philosophen und Lehrers für Christus in Anspruch genommen. Häufig sind beide eng miteinander verknüpft. So spricht Clemens Alexandrinus zwar von dem die Schafe weidenden Hirten, meint mit diesem Bild aber den die Kinder leitenden Erzieher. Ganz deutlich ist die Verbindung beider Motive in der Grabinschrift des Aberkios von Hieropolis aus dem 2. Jahrhundert. Dort heißt es:
»Mein Name ist Aberkios, der Schüler des heiligen Hirten, der Schafherden weidet auf Bergen und Ebenen, der große Augen hat, die überall alles durchdringen. Dieser hat mich gelehrt verläßliches Wissen...«[5]
Als Lehrer wird Christus auch im Kreis der Apostel dargestellt, mit dem Aussehen eines jugendlichen Philosophen. Dieses Bild, allein betrachtet, ist ebensowenig auf Christus festgelegt wie das des Orpheus, der nach dem Mythos mit seinem Gesang und dem Spiel der Kithara alles in seinen Bann schlagen konnte. Wieder ist es Clemens Alexandrinus, der die Gestalt auf Christus hin umdeutet, auf den Erlöser. Er schreibt:
»Sieh, was das neue Lied vollbrachte: Menschen hat es aus Steinen, Menschen aus Tieren gemacht. Und die sonst tot waren, ... sie wurden wieder lebendig,

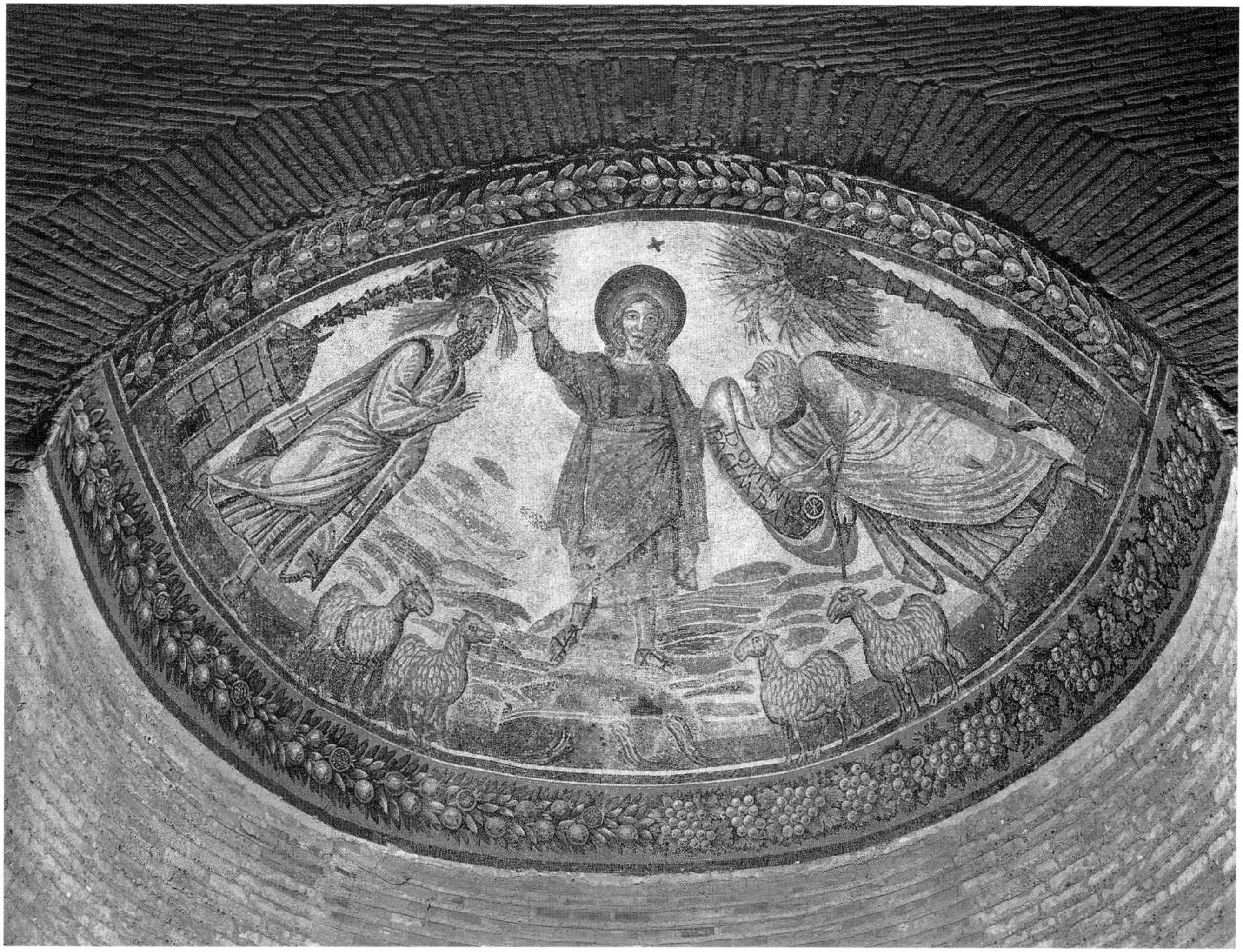

3 *Traditio legis (4. Jahrhundert)*

sobald sie nur Hörer des Gesanges geworden waren.«[6]
In welcher Gestalt auch immer Christus in dieser frühen Zeit in den Katakombenmalereien erscheint, ob als Hirte, als Philosoph, als Orpheus oder auch in der Gestalt des Sonnengottes, immer zielt die Darstellung in Wirklichkeit nicht auf das Äußere, sondern auf das Wesen ab. Von der Gestalt her Orpheus, aber dem Wesen nach Erlöser – das ist die Polarität in der Darstellung.
Denken wir noch einmal an die eingangs angeführten theologischen Auseinandersetzungen um die Person Christi: Christus als anmutige Erscheinung; Christus, nicht von schöner und edler Gestalt; Christus, wandelbar im Hinblick auf den, dem er erscheint. Auch hier steht das Bemühen im Vordergrund, Klarheit über das Wesen der Person zu gewinnen, nicht über ihre Erscheinung. So ist es auch möglich, beliebige antike Bildtypen problemlos umzudeuten. Beliebige Bildtypen? – Ganz beliebig sind sie nicht. Sie verkörpern schon gewisse antike Schönheitsideale. Obwohl die literarische Auseinandersetzung dem Häßlichen gegenüber offen zu sein scheint, – die Bilder sind es nicht.

3. Göttlicher Kaiser

Das Mailänder Toleranzedikt (313) mit der Proklamierung allgemeiner Religionsfreiheit und das Konzil von Nicäa (325) führen zur Erweiterung und Veränderung der Darstellungsmöglichkeiten. Neue Orte werden für das Christusbild erschlossen. Aus den unterirdischen Katakomben befreit, rückt es an einen repräsentativen öffentlichen Platz, in die Apsis der christlichen Basilika. Erst die staatliche Anerkennung des Christentums durch Konstantin ermöglicht ja die Entstehung eigener Sakralbauten. Und erst die Entscheidung des Konzils, Christus sei als »gleichwesentlich« mit dem Vater anzusehen, sei also selbst Gott, läßt sein Bild in der Apsis dieser Bauten zu.
Mit dieser Befreiung der christlichen Bilder wandelt sich auch das Verhältnis zum Bild selbst. Wenn auch im 4. Jahrhundert zunächst noch Vorbehalte dagegen bestanden, Bilder in den Kirchen anzubringen, so ist doch die heidnische Form der Bilderverehrung wohl ohne großen Widerspruch aufgenommen worden. Bilder, mit Kerzen beleuchtet und mit Girlanden umkränzt, werden durch Proskynese, den Kniefall, verehrt. Das sind dem römischen Kaiserkult entlehnte Formen, Formen, die dem Kult eines göttlichen Kaisers dienen.
Diesem Gott-Kaiser wird Christus formal gleichgestellt. Und die Bildtypen erhalten besonderes Gewicht, die Christus als Repräsentanten königlicher Macht ausweisen. Vor diesem Hintergrund muß man erwarten, daß nun besonderes Interesse an den Gesichtszügen des neuen Herrschers erwacht. Tatsächlich gibt es einige Berichte von echten Porträts. Constantia, eine Schwester Konstantins, wendet sich mit der Bitte um ein Bild mit den Porträtzügen Christi an Bischof Eusebius. Er lehnt das Ansinnen schroff ab, indem er fragt, welches Bild Constantia denn begehre: das göttliche oder menschliche? Das eine sei nur dem Vater bekannt, und das andere sei immer noch derart von der Göttlichkeit Jesu durchdrungen, daß er mit irdischen Mitteln gar nicht dargestellt werden könne.
Eine gewisse Unsicherheit im Umgang mit dem Christusbild im 4. Jahrhundert zeigt sich selbst dann noch, wenn es bereits in repräsentativer Form in der Apsis der christlichen Basilika erscheint. Denken wir nur an die Erzählung, daß der Pantokrator der Lateransbasilika nicht von Menschenhand geschaffen, sondern auf wunderbare Weise in der Apsis erschienen sei. Bald jedoch war das Bild des allbeherrschenden Königs an diesem Ort selbstverständlich.
Wichtiges Thema der Zeit ist die »traditio legis«, die

Übergabe der Gesetzestafeln oder -rollen des Moses aus der Hand Christi an Petrus. Es demonstriert – wiederum an ausgezeichneter Stelle, nämlich in der Apsis – die Legitimierung des Apostels als Nachfolger Christi in der Welt, als Bischof von Rom. Das Bildmotiv der »traditio legis« entspricht formal und inhaltlich dem römischen Zeremoniell zur Ernennung eines neuen Beamten durch den Kaiser, wobei dieser allerdings keine Gesetzesrolle, sondern ein Diptychon überreicht. *(Abb.3)*

Elemente des Kaiserkults spielen in dieser frühen Zeit der Bildentwicklung für die Christusikonografie eine bedeutsame Rolle. Das gilt auch für die Darstellung Christi im Kreis der Apostel, wenn er auf edelsteingeschmücktem, mit Purpurkissen bedecktem Thron sitzt, gleich dem römischen Kaiser mit dem Nimbus ausgezeichnet. Ähnlich wie dieser als Schutzherr seiner Stadt oder seines Reiches, so wird er als Schützer seiner Kirche verstanden. Es gibt weitere Analogien zwischen kaiserlichem Hofzeremoniell und repräsentativer Darstellung des neuen Herrschers Christus. So wird ein Bild möglich, in dem Engel im Paradies Christus die neuen Heiligen präsentieren. Das entspricht der Aufgabe der Hofbeamten, dem Kaiser die Neulinge am Hof vorzustellen.

Der vorangegangene historische Abriß zeigt, daß sich das Christusbild in den ersten Jahrhunderten nur zögernd entwickelt hat. Inhaltlich ist es weitgehend auf die Erfassung der Wesensmerkmale Christi angelegt. Formal greift es bestehende antike Bildtypen auf, seit dem 3. Jahrhundert insbesondere solche der Kaiserikonografie. Es hat also in der Frühzeit gar keine eigenständige, spezifisch christliche Bildfindung gegeben, sondern nur eine inhaltliche Umdeutung überlieferter Typen.

III

Christusbilder des Mittelalters

Im Laufe der Jahrhunderte haben sich die geografischen Bereiche, in denen Wesentliches zum Christusbild geschah, immer wieder verlagert. Denken wir noch einmal an die Anfänge zurück: In dem Land, in welchem Christus geboren wurde, konnte sich aufgrund des jüdischen Bilderverbots überhaupt keine gegenständliche Darstellung entwikkeln. Judenchristen trugen dann den neuen Glauben im römischen Reich, also rund ums Mittelmeer, weiter. Durch die Vergrößerung der Gemeinde um Menschen, die an die antiken Gottheiten geglaubt und sie immer auch dargestellt hatten, kam es nun zu den ersten Bildern für den neuen Gott. In besonders reicher Zahl sind sie in Rom, der Hauptstadt des damaligen Reiches, erhalten. Nachdem Kaiser Konstantin im Jahre 326 Konstantinopel zur neuen Hauptstadt des römischen Reiches ernannt hatte, bildete sich dort in der Folgezeit das geistige Zentrum des byzantinischen Reiches aus. In Byzanz entwickelte sich eine äußerst strenge Form des Christusbildes, der Bildersprache überhaupt. Sie läßt sich noch heute in der Monumentalmalerei alter und neuer orthodoxer Kirchen wiederfinden.

In karolingischer und ottonischer Zeit erlangt sowohl die römisch-antike wie auch die byzantinische Prägung christlicher Darstellungen über die jeweilige Hofkunst Eingang in die ehemals von Kelten und Germanen geprägte Bildwelt. Bereits vorhandene Motive werden weitergetragen, neue ausgebildet.

1. Weltenherrscher und Weltenrichter

In der mittelalterlichen Bildgeschichte Christi erscheint in vorgotischer Zeit die Darstellung der Maiestas Domini als beherrschendes Thema. Das Motiv ist eng verwandt mit den beschriebenen, aus der Antike übernommenen Bildern des thronenden Herrschers. Aber es hat eine neue Dimension hinzugewonnen, nämlich die einer endzeitlichen Vision, wie sie bei Jesaia, Ezechiel und Johannes anklingt. Es ist die Vorstellung von Christus, der nach dem Weltgericht inmitten der himmlischen Heerscharen in der neuen Stadt Jerusalem thront, so wie es sich aus den visionären Texten des Alten und Neuen Testaments ergibt. So heißt es bei Jesaia:

»Sah ich den Herrn sitzen auf einem hohen und erhabenen Thron, und das, was unter ihm war, erfüllte den Tempel. Seraphime standen darauf, sechs Flügel hatte der eine und sechs Flügel der andere. Mit zweien bedeckten sie ihr Angesicht, mit zweien bedeckten sie ihre Füße und mit zweien flogen sie. Und es rief einer dem anderen zu und sprach: Heilig, heilig, heilig ist der Herr, Gott der Heerscharen. Die ganze Erde ist voll seiner Herrlichkeit« (Jes 6,1-3).

Bei Ezechiel erhält das Bild weitere Elemente:

»Ich sah: Ein Sturmwind kam von Norden, eine große Wolke mit flackerndem Feuer, umgeben von einem hellen Schein. Aus dem Feuer strahlte es wie glänzendes Gold. Mitten darin erschien etwas wie die vier Lebewesen. Und das war ihre Gestalt: Sie sahen aus wie Menschen. Jedes der Lebewesen hatte vier Gesichter und vier Flügel... Und ihre Gesichter sahen so aus: Ein Menschengesicht (blickte bei allen vier nach vorn), ein Löwengesicht bei allen vier nach rechts, ein Stiergesicht bei allen vier nach links und ein Adlergesicht bei allen vier (nach hinten). Ihre Flügel waren nach oben ausgespannt. Mit zwei Flügeln berührten sie einander, und mit zwei bedeckten sie ihren Leib« (Ez 1,4-11).

Noch ein wenig anders präsentiert sich das Bild in der Offenbarung des Johannes:
»Und ich sah: Ein Thron stand im Himmel; auf dem Thron saß einer, der wie ein Jaspis und ein Karneol aussah. Und über dem Thron wölbte sich ein Regenbogen, der wie ein Smaragd aussah. Und rings um den Thron standen vierundzwanzig Throne, und auf den Thronen saßen vierundzwanzig Älteste in weißen Gewändern und mit goldenen Kränzen auf dem Haupt... Und in der Mitte, rings um den Thron, waren vier Lebewesen voller Augen, vorn und hinten. Das erste Lebewesen glich einem Löwen, das zweite einem Stier, das dritte sah aus wie ein Mensch, das vierte glich einem fliegenden Adler« (Off 4,2-7).
Ein Vergleich zwischen bildkünstlerischer und literarischer Form zeigt, daß das Bild vom machtvollen Herrscher Christus wesentlich durch die apokalyptischen Visionen bestimmt ist: Christus selbst strahlend wie Edelstein, überwölbt vom Regenbogen, umgeben von geflügelten himmlischen Wesen mit verschiedenartigen Gesichtern. In seiner Haltung drücken sich unterschiedliche Funktionen aus. So ist der Gestus der erhobenen rechten Hand in Verbindung mit dem Buch als Hinweis auf das Lehramt Christi zu verstehen. Kosmische Symbole, wie Sonne, Mond, Regenbogen und Sphaira lassen ihn als Weltenherrscher erscheinen. Und die seltsamen geflügelten Wesen? – Theologen haben sie im Laufe der Jahrhunderte immer wieder gedeutet. Eine der bekanntesten Auslegungen läßt sie zu Symbolen für die vier Evangelisten werden. Auf Christus bezogen bedeutet das, daß er alle Aspekte der vier Evangelien in sich vereinigt. In der Taufliturgie wird schließlich ein Sinnbezug zwischen den vier Wesen und wesentlichen Heilstatsachen hergestellt: Der Mensch steht für die Menschwerdung Christi, der Stier für seinen Opfertod, der Löwe für die Auferstehung, und der Adler weist auf die Himmelfahrt hin. *(Abb. 8)*

Abgesehen davon, daß die Maiestas Domini in den liturgischen Schriften weite Verbreitung gefunden hat, erhielt sie bereits in vorgotischer Zeit ihren Ort im Kirchengebäude. Sie ist häufig im Tympanonfeld des Westportals zu finden, erscheint auch innerhalb von Weltgerichtsdarstellungen, die zumeist im Westen des Kirchenbaus zu finden sind. Gleichermaßen ist das Bild der Maiestas Domini aber auch in der Apsis nachweisbar.

2. Triumphator am Kreuz

Solch machtvollen Visionen vom endzeitlichen Christus, der in unvergleichlicher Herrlichkeit erscheint, steht in scheinbar schroffem Gegensatz das monumentale Bild des Gekreuzigten gegenüber. Dieser Kruzifixus ist die bedeutendste Schöpfung zum mittelalterlichen Christusbild und Voraussetzung einer langen Tradition.
Aus den Evangelien erfährt man nicht viele Details über die Kreuzigung. Es heißt nur, daß Jesus mit zwei anderen gekreuzigt wurde. Diese Art der Hinrichtung, die durch Annageln oder Fesseln an einen einfachen Pfahl oder ein Kreuz vollzogen wurde, ist in römischer Zeit die schimpflichste denkbare Todesstrafe gewesen. Eine in Rom gefundene Ritzzeichnung aus dem 3. Jahrhundert zeigt einen Gekreuzigten mit Eselskopf und eine ihm zugewandte Person. Die darunterstehende Inschrift lautet: »Alexamenos betet einen Esel an«. Ob es sich, wie vielfach angenommen, bei der Gestalt am Kreuz um Christus handelt oder nicht, erscheint unwesentlich vor dem Hintergrund, daß dieser Gekreuzigte und seine Anhänger in der Zeichnung zum Gegenstand des Spottes werden. Verwunderlich also, wenn gerade der ans Kreuz Geschlagene zum Inbegriff des Christusbildes wird, welches bis heute seine Gültigkeit als Kultbild behalten hat.

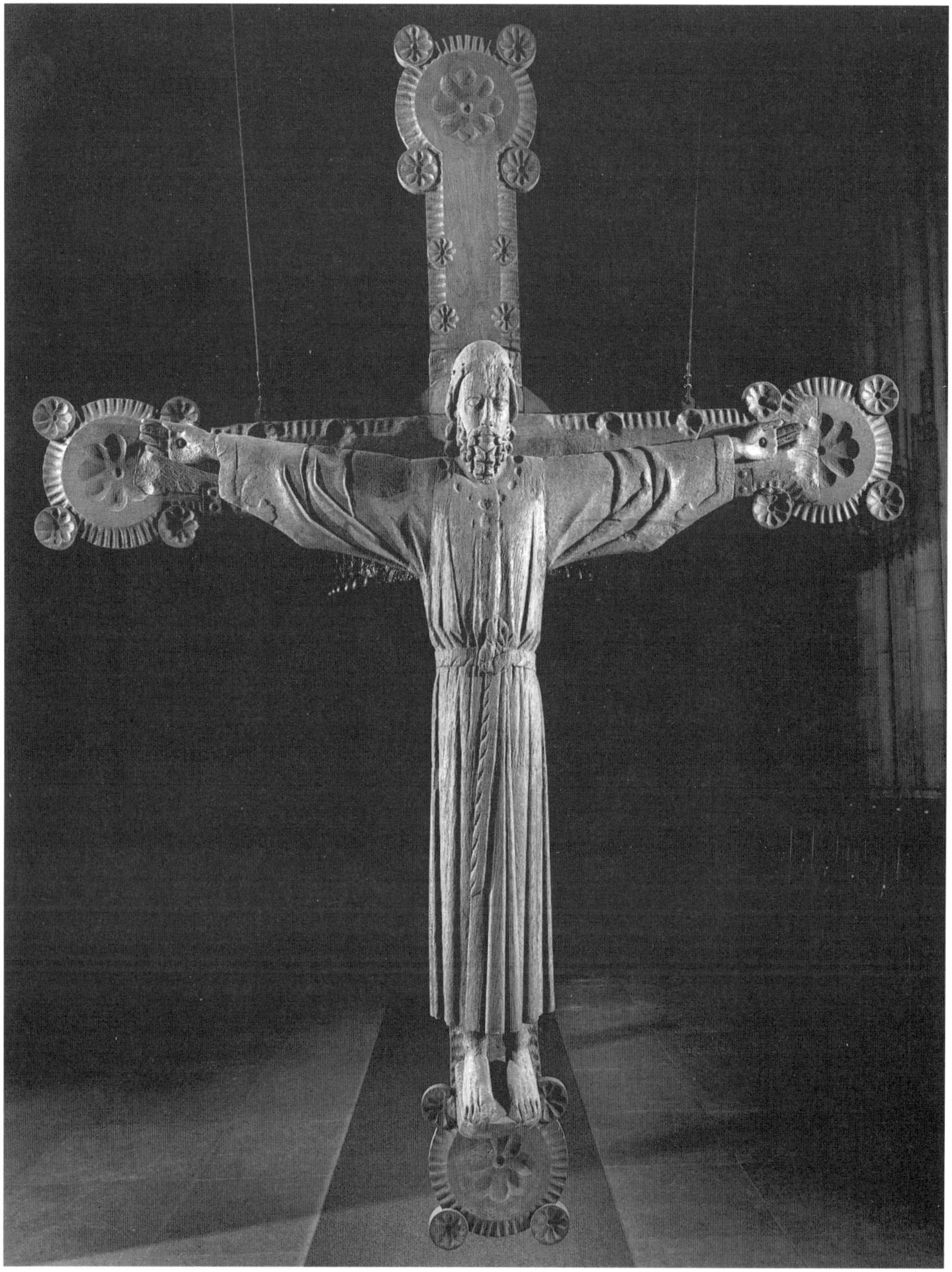

4 *Triumphkreuz (12. Jahrhundert)*

Vorausgegangen ist allerdings die Umwertung der Hinrichtung in den Triumph Christi. Diese Sehweise ist bereits im Matthäus-Evangelium angelegt:
»Danach wird das Zeichen des Menschensohnes am Himmel erscheinen; dann werden alle Völker der Erde jammern und klagen, und sie werden den Menschensohn mit großer Macht und Herrlichkeit auf den Wolken des Himmels kommen sehen« (Mt 24,30).
Tod am Kreuz ist damit Erhöhung am Kreuz. Das Kreuz wird Siegeszeichen und Zeichen des wiederkehrenden Christus. In der hier skizzierten Auffassung wird die Gottheit Jesu stark hervorgehoben. Dieses Verständnis ist in der künstlerischen Umsetzung ablesbar, beispielsweise darin, daß der Gekreuzigte mit einer Königskrone auf dem Kopf dargestellt wird. Eine andere Möglichkeit besteht darin, ihn mit offenen Augen zu zeigen, obwohl er doch bereits gestorben ist. Es ist also derjenige, »der lebt, wenn er auch gestorben ist«. Entsprechend sind Mimik und Körperhaltung, die keinerlei Folgen von Folter oder Schmerz widerspiegeln. Der Körper scheint eher am Kreuz (auf dem Suppedaneum) zu stehen als wirklich am Kreuz zu hängen. *(Abb.4)*
Solchen Kreuzesdarstellungen entspricht eine ganz eigene Art von Frömmigkeit, die sich etwa in einer Äußerung des Thietmar von Merseburg zum Gerokreuz im Kölner Dom nachvollziehen läßt:
»Das Kruzifix, das jetzt in der Mitte der Kirche steht, wo er selbst (Gero) begraben liegt, ließ er aus Holz kunstfertig herstellen. Als er jedoch einen Riß in seinem Haupte bemerkte, heilte er ihn ohne eigenen Eingriff durch des höchsten Künstlers so viel heilbringendere Hilfe. Einen Teil vom Leibe des Herrn, unseres einzigen Trostes in allen Nöten, vereinigte er mit einem Teil des heilbringenden Kreuzes, legte ihn in den Spalt, warf sich nieder und rief den Namen des Herrn flehentlich an. Als er sich wieder erhob, hatte er durch sein demütiges Lobpreisen die Heilung erwirkt.«[7]

Das vor 976 entstandene Gerokreuz war also mit Kreuzaltar und Grab des Stifters verbunden. Und aufgrund der angeführten Erzählung hat man lange angenommen, es sei als Reliquienträger entstanden. Untersuchungen haben die Ansicht bei diesem Kreuz jedoch als unhaltbar erwiesen. Der große Kruzifixus aus St. Georg in Köln aber enthält, wie auch andere, im Hinterkopf ein Repositorium zur Aufnahme von Reliquien, wahrscheinlich sogar einer Hostie. In Verbindung mit dem Altar, über dem es wohl ursprünglich gehangen hat, verstärkt es in der Auffassung des mittelalterlichen Betrachters bildhaft die sakramentale Gegenwart Christi. Wie eng man sich diese Verknüpfung von Altar und Kruzifixus denken muß, wird auch dann deutlich, wenn man berücksichtigt, daß in manchen Fällen kleine plastische Bilder des Gekreuzigten im Altar versenkt wurden. Der Altar als Sinnbild Christi nimmt dessen Abbild auf, und das Abbild des Gekreuzigten nimmt die geweihte Hostie, »den Leib Christi«, auf.

3. Leidender am Kreuz

Im Laufe der Zeit wandelt sich die Auffassung des Gekreuzigten vom Triumphierenden zum Leidenden. Voraussetzung für eine stärker das menschliche Element hervorhebende Sicht sind Überlegungen, wie sie Bernhard von Clairvaux angestellt hat. Als Reformer strebt er Strenge und Einfachheit im mönchischen Leben an. Als Mystiker trägt er zur Vermenschlichung des mittelalterlichen Christusbildes bei, und Äußerungen wie die folgende finden ihren Niederschlag auch in der bildenden Kunst:
»Ich kann ihn nicht schauen und nicht erforschen, ich spreche es nicht ohne Tränen aus, als einen König in seiner Herrlichkeit, thronend über Cherubim, wie er auf hohem erhabenem Thron sitzt, in der Gestalt, in der er dem Vater gleich ist, im Glanz

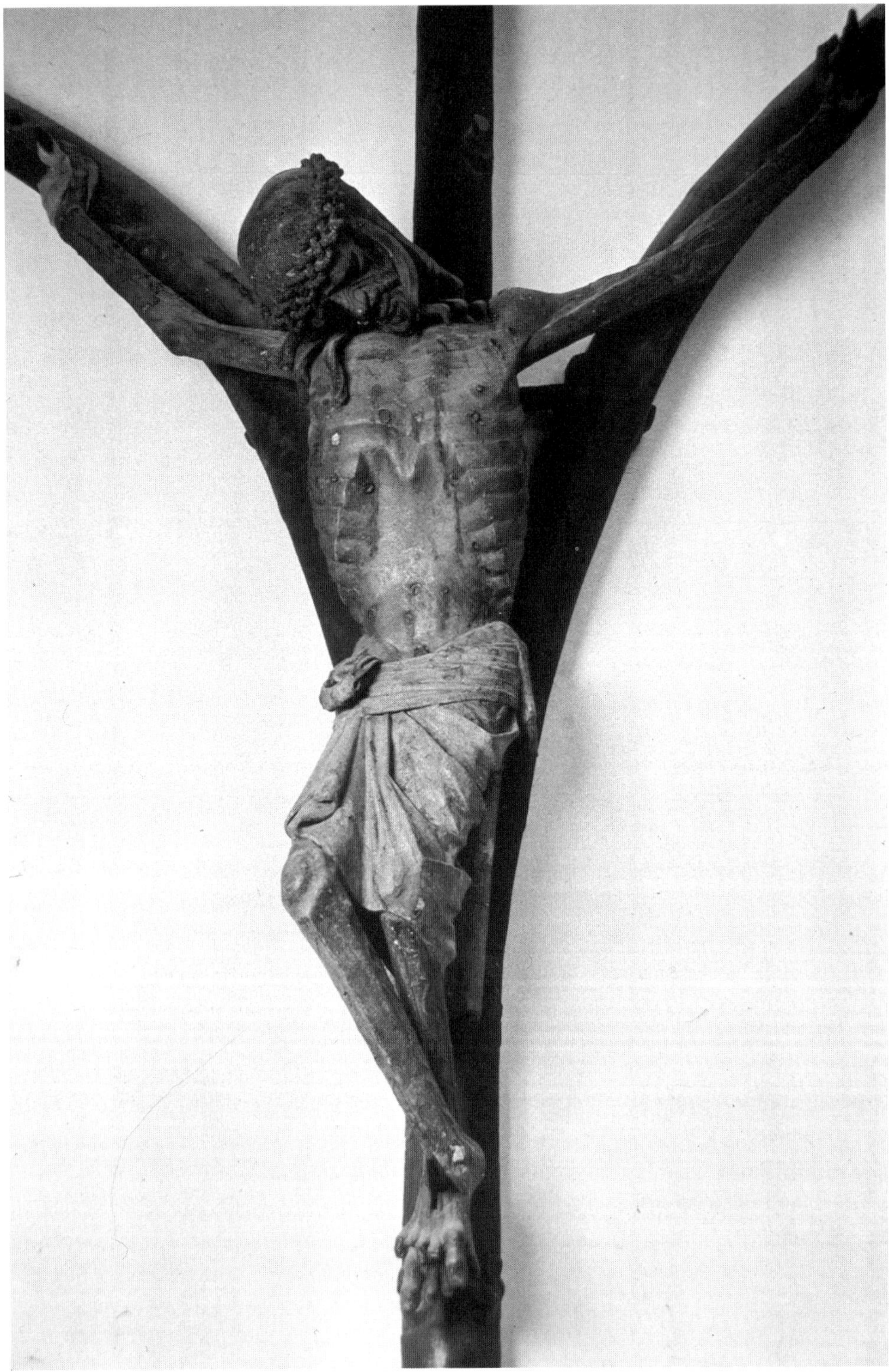

5 *Pestkreuz (um 1300)*

der Heiligen, vor dem Morgenstern gezeugt, wie ihn immerdar die Engel zu schauen verlangen, als Gott bei Gott. So künde ich ihn wenigstens als Menschen, ich ein Mensch, den Menschen in jener Gestalt, in der er sich unter die Engel erniedrigte,... Ich zeige mehr den Liebenswürdigen als den Erhabenen... Nicht wie er ist, sondern wie er für uns geworden ist, wird uns Christus, unser Haupt, vorgestellt. Nicht in der Glorienkrone, sondern in der Dornenkrone unserer Sünden. Oh, König, oh, Krone! Wie dürften die Glieder nach Ehre trachten, vor diesem entehrten Haupt, das nicht Ansehen noch Schönheit hat. Wie schön bist du für mich, oh Herr, auch da, wo du die himmlische Schönheit abgelegt, auch da, wo du dich erniedrigt hast. Willst du den Erhabenen sehen, so mühe dich zuvor, den demütigen Jesus zu sehen. Das sei unsere Betrachtung, Brüder, Christus und dieser als Gekreuzigter. Ihn laßt uns umfangen mit den Armen erwidernder Liebe, ihm laßt uns folgen im Eifer eines frommen Wandels. Das ist der Weg, auf dem sich Jesus uns enthüllen wird, als das Heil Gottes. Nicht mehr ohne Schönheit und Ansehen, sondern in solcher Herrlichkeit, daß seine Majestät die Erde erfüllt.«[8]

Auf diesem Weg über die dem Menschen nachvollziehbare Erfahrung verändert sich im 13. Jahrhundert die Darstellung des Gekreuzigten. Die Fußstütze fällt fast überall weg, die Füße werden übereinandergenagelt; es entsteht eine neue Körperhaltung mit entsprechend modifiziertem Ausdruckswert. Das Bild des Siegers wird durch das des Leidenden ergänzt. *(Abb.5)*

Um 1300 bezeugen die »crucifixi dolorosi« diesen Wandel. Sie zeigen Christus an einem Gabelkreuz hängend: die Dornenkrone auf dem Haupt, mit Wunden bedeckt, ausgezehrt, mit schmerzverzerrtem Gesicht und zusammengekrümmtem Körper.

Die Entstehung dieser Kreuze fällt in eine Zeit, in der sowohl Deutschland als auch Italien von Pestepidemien geplagt wurden. Man hatte also ständig vom Leiden entstellte, von Pestbeulen übersäte Körper vor Augen und glaubte, die Seuche sei eine Strafe Gottes. Man nannte sie auch die »Geißel Gottes«. Was lag also näher, als Zuflucht bei dem Gekreuzigten zu suchen, dessen Körper ja auch durch die Geißelung von Wunden bedeckt war, der ja auch unmenschlichen Schmerz ertragen hatte, um die Menschen zu erlösen. Durch diese Parallele konnte alles menschliche Leiden in der Perspektive des ewigen Lebens nach dem Tode gesehen werden. Eine derartige, den Leidensaspekt in den Vordergrund rückende Darstellungsweise steht in engem Zusammenhang mit der mystischen Frömmigkeit des Mittelalters. Die Emotion des Betrachtenden wird angesprochen; denn durch Betrachten des demütigen, des erniedrigten Jesus, so formuliert es Bernhard von Clairvaux, wird sich dieser erst als das »Heil Gottes« enthüllen. Der Weg zu Christus führt also über die Versenkung in sein Leiden. Eine Form besteht darin, sich selbst zu geißeln, wie es die Flagellanten praktizierten: praktische Erfahrung des Schmerzes durch selbst zugefügte Verletzungen. Eine andere Form besteht in der emotionalen und geistigen Versenkung, angeregt durch ein Bildwerk.

Die Passionsfrömmigkeit ist es auch, die zur Ausprägung immer neuer Christusbildtypen führt. So entsteht das Bild des leidenden Christus, des »Schmerzensmannes«, als reines Andachtsbild. Es ist für die Betrachtung des einzelnen genau so bestimmt wie für die Andachtsübungen einer Gemeinde. Christus, der das ganze Leiden der Welt auf sich genommen hat und elend unter all den ihm zugefügten Wunden zusammengesunken ist, – das ist ein Bild der Passionsthematik, welches sich über die Gotik hinaus bis in die Barockzeit erhalten hat.

4. Beau Dieu – der Lehrer

Es wäre falsch anzunehmen, daß das Mittelalter allein von Passionsmotiven beherrscht worden sei. Auch wenn diese eine bedeutende Rolle spielten, haben sich daneben andere entwickelt, die erst später ihre Blüte erfahren sollten: das Christ-Königs-Bild, das Dreifaltigkeitsbild und das Bild des Auferstandenen.

Eine ebenfalls außerhalb der Passionsthematik anzusiedelnde Neuschöpfung der französischen Gotik ist der »Beau Dieu«, der »schöne Gott«, wie es in der wörtlichen Übersetzung heißt. Es ist eine Schönheit die manchmal an die antiker Statuen erinnert. Tatsächlich besteht ein Zusammenhang zwischen der Auffassung von antiker Schönheit und der scholastischen Interpretation derselben, welche Schönheit zur Vollkommenheit rechnet. So kommentiert Thomas von Aquin Psalm 44

»Schön von Gestalt bist du, vor den Menschenkindern,
Anmut ist ausgegossen über deine Lippen,
darum hat dich Gott gesegnet in Ewigkeit.«

mit den Worten:

»Christus besaß jene körperliche Schönheit im höchsten Grade, die seinem Antlitz etwas Majestätisches und Anmutiges zugleich verlieh, es leuchtete etwas Göttliches in seinem Angesicht, das alle mit Ehrfurcht erfüllte.«[9] *(Abb. 6)*

Dergestalt erscheint der »Beau Dieu« erstmals am südlichen Querhaus von Chartres, dann aber auch an den Kathedralen von Paris, Reims, Amiens und Bourges. Er steht außen am Trumeaupfeiler, begleitet von den Aposteln, die als Gewändefiguren des Portals fungieren. Die rechte Hand zum Redegestus erhoben, mit der linken ein Buch haltend, ist Christus als Lehrer im Kreis seiner Schüler gezeigt. Oberhalb, im Tympanonfeld wird er erneut sichtbar, und zwar sitzend, als Weltenrichter.

Der hier geschilderte Zusammenhang läßt sich häufiger nachweisen, eine Tatsache, die damit zusammenhängt, daß das gotische Kirchengebäude einem philosophisch-theologischen Gebäude entspricht, wo jede Statue, jedes Bild seinen geistig begründeten Ort hat. Die vollkommene Kathedrale, die nach mathematischen und musikalischen Harmonievorstellungen erbaut wurde, entsprach der vollkommenen Stadt. Sie repräsentierte die Vorstellung vom »himmlischen Jerusalem«, ein hierarchisch aufgebautes architektonisches und soziales Gefüge.

So ist der »Beau Dieu«, der Lehrer, in der Zone derer angesiedelt, welche die Kathedrale betreten, der Richter hingegen darüber. Der eine sitzt, der andere steht. Auch das ist nicht ohne Bedeutung und läßt sich wiederum bis in die Antike zurückverfolgen: Der Feldherr nämlich saß, wenn er Recht sprach. Hingegen stand er, wenn er Verzeihung gewährte. Wenn Christus nun in den Weltgerichtsportalen der gotischen Kathedralen nicht mehr als göttlicher Allbeherrscher, sondern in einfacher Menschengestalt dargestellt wird, dann zeigt sich darin eine langsam einsetzende Umwertung des Christusbildes. Wiederum ist es Bernhard von Clairvaux, der die neue Akzentuierung in Worte faßt:

»Gott der Vater hat dem Sohne die Macht zum Gericht übergeben, und nicht weil er sein, sondern weil er der Menschen Sohn ist... Er will, daß die Menschen von einem Menschen gerichtet werden, damit bei dem Zittern und der Verwirrung der Bösen den Erwählten Vertrauen erwächst beim Anblick eines ihnen ähnlichen Richters... Der Güte ist zugekommen, was an Majestät verlorengegangen ist.«[10]

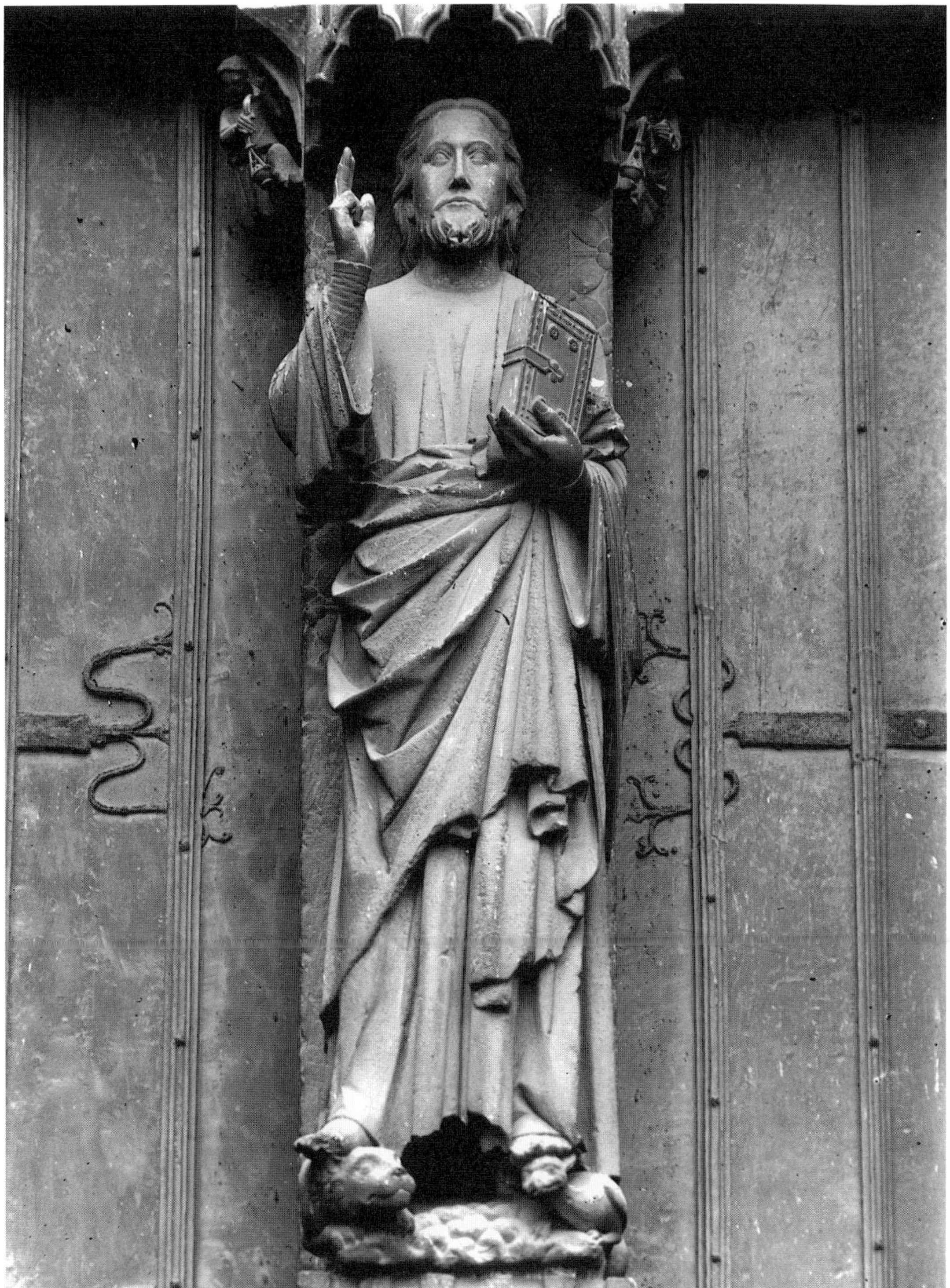

6 *Beau Dieu (13. Jahrhundert)*

IV

Christusbilder der Neuzeit

An der Schwelle vom Mittelalter zur Neuzeit gerät Europa in eine religions- und geisteswissenschaftlich bedeutsame Bewegung. Es ist sicher nicht falsch, von einer Zeit des Umbruchs und der Emanzipation zu sprechen. Formen und Vorstellungen der Antike werden wieder aufgegriffen und tragen dazu bei, daß in Malerei und Plastik eine neue Art von Körperlichkeit Ausdruck findet. Nacktheit, auch in religiösen Bildern, wird möglich. Der Mensch erhält einen neuen, höheren Stellenwert.

Italienische und deutsche Philosophen beginnen, die Stellung des Menschen in der Welt neu zu definieren. Der Mensch wird als freieste Schöpfung Gottes verstanden. Seine Würde und Freiheit sind Gegenstand philosophischer Betrachtungen. Vor diesem Hintergrund ist es nicht verwunderlich, daß neuerdings Künstlerselbstbildnisse entstehen, daß Porträts eine wesentliche Position unter den Auftragsarbeiten der Künstler einnehmen. Solche Prozesse können in Zusammenhang mit dem Erstarken des Bürgertums gesehen werden. Die im wirtschaftlichen Bereich errungene Stellung bringt ein neues Selbstbewußtsein mit sich und läßt diese soziale Schicht zu neuen Auftraggebern der Künstler werden.

1. Programmatische Bilder der Reformationszeit

Ein wesentlicher Umbruch auf theologischem Gebiet kommt hinzu: Luthers Versuch, die Kirche zu reformieren. Mit seinen reformatorischen Ansätzen verbindet sich letztlich auch eine Revision des Bildes. Auch das Christusbild, dessen geistige und formale Voraussetzungen in den vorangegangenen Jahrhunderten wurzeln, wird nun an der authentischen Aussage, am Wort der Bibel, gemessen.

Dieses kritische Hinterfragen der Bildinhalte bringt es mit sich, daß die Aufgabe des Bildes im religiösen Rahmen erneut definiert werden muß. Luthers Stellung zum Bild ergibt sich aus einer 1522 gehaltenen Predigt:

»Die Bilder sind weder sonst noch so, sie sind weder gut noch böse, man mag sie haben oder nicht haben.«[11]

Und im Vorwort zur Neuauflage von Luthers Betbüchlein, das mit einer Folge von Holzschnitten illustriert ist, heißt es, der Betrachter solle

»durch Bildnis und Gleichnis besser bewegt werden, die göttliche Geschicht besser zu behalten.«

Vor diesem Hintergrund erklärt sich auch Luthers Forderung, man solle überall die biblische Geschichte malen; denn:

»Es ist ja besser, man male an die Wand, wie Gott die Welt schuf, wie Noah die Arca bauet und was mehr guter Historien sind, denn daß man sonst irgend weltliche und unverschämte Dinge malet; ja wollte Gott, ich könnte die Herren und Reichen dahin bereden, daß sie die ganze Bibel inwendig und auswendig an den Häusern vor jedermanns Augen malen ließen – das wäre ein christlich Werk.«[12]

Aus diesen Äußerungen wird deutlich, welche Aufgaben dem Bild aus der Sicht Luthers zukommen: Es soll die Bibel illustrieren und den Betrachter unterweisen, ist also weitgehend pädagogisch orientiert.

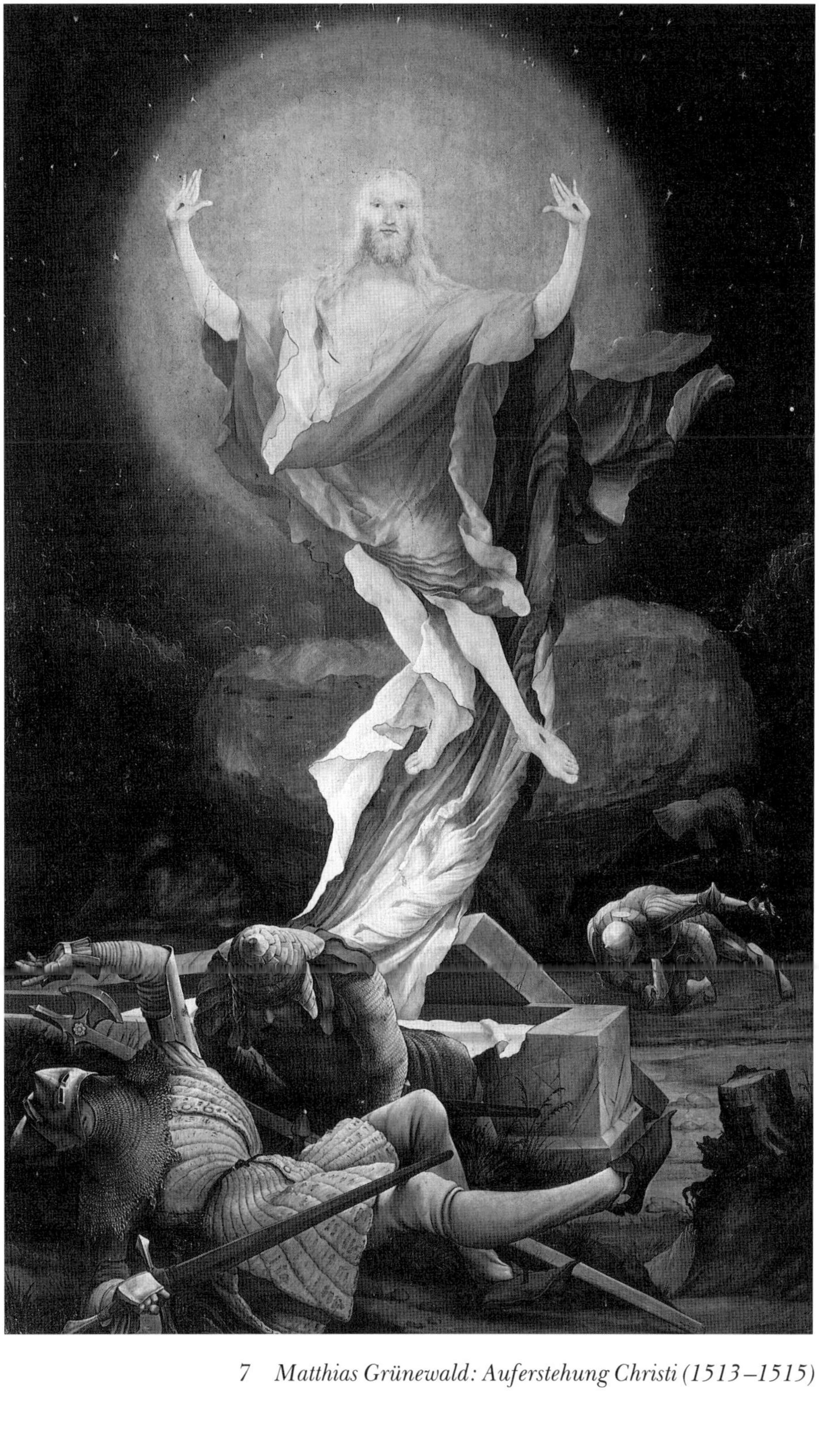

7 *Matthias Grünewald: Auferstehung Christi (1513–1515)*

Diesen Anforderungen entsprechend malte Lucas Cranach d.Ä. 1547 ein Triptychon für die Stadtkirche in Wittenberg. Die Mitteltafel ist eine Illustration des Abendmahls Christi im Kreise der Apostel, links tauft Philipp Melanchthon ein kleines Kind, rechts hört der norddeutsche Reformator Bugenhagen die Beichte. Und dem gewohnten Aufbau der Flügelaltäre vollkommen entgegengerichtet, findet sich in der Mitte der Predella eine Darstellung Christi am Kreuz. Er ist offenbar Gegenstand der Predigt, die Luther der ihm gegenüberstehenden Gemeinde hält. Auf der Altarrückseite ist die Auferstehung Christi zwischen der Opferung Isaaks und der Aufrichtung der Ehernen Schlange zu sehen. Es sind dies die alttestamentlichen typologischen Szenen, die auf den Tod Christi hinweisen. Insgesamt gesehen ist das Altarretabel ein Programmbild des lutherischen Bekenntnisses. Eigentliches Medium der Reformation wie auch der Gegenreformation sind aber nicht großformatige Tafelbilder, sondern Stichfolgen. Die neu gewonnenen Möglichkeiten zur Reproduzierbarkeit von Texten und Darstellungen durch Buchdruck und Grafik sorgen für die Verbreitung der jeweils favorisierten Bilder.
Die Reformation ist jedoch nur ein Bestandteil in der durch Humanismus und Antikenrezeption bestimmten Epoche des Umbruchs. Vor dem Hintergrund eines neuen Selbstverständnisses malt sich Albrecht Dürer verschiedentlich in einer Weise, die eine bildhafte Verschmelzung des Christusbildes mit dem Selbstporträt herbeiführt. Die Möglichkeit hierzu gibt ihm eine in der Mitte des 13. Jahrhunderts entstandene geistige Bewegung, die »Devotio moderna«. Ihr wichtigster Vertreter, Thomas von Kempen, verfaßt ein Jahrhundert später ein Andachtsbuch, welches die wesentlichen Gedanken zur »Imitatio Christi« formuliert. Tätige Nachahmung Christi – das ist die Konzeption, die selbst eine gewisse körperliche Identifikation, Dürers christusähnliches Selbstbildnis, ermöglicht. Der Trend zur Subjektivierung, der die Neuzeit in immer stärkerem Maße bestimmen wird, läßt sich hier in der bildenden Kunst bereits fassen.

2. Lichtgestalt: Verklärter, Auferstandener, Himmelfahrender

Trotz der vielfältigen Wandlungen, die gerade das 16. Jahrhundert mit sich bringt, ist das Christusbild der Renaissance und des Barocks kein vollkommen neues. Es bleibt der im Spätmittelalter ausgebildeten Ikonografie verpflichtet. Aber eine sicherlich mit der Rezeption der römischen Antike verbundene, veränderte Sicht der Körperlichkeit kommt zum Ausdruck. Neue Themen treten in den Vordergrund.
So gewinnt das Motiv der Auferstehung Christi besondere Bedeutung. Verklärung und körperliche Erhöhung werden zu zentralen Anliegen. Dabei spielt von Anfang an das Licht eine wichtige Rolle, sowohl in der Grafik als auch in der Malerei. Dürers grafische Lösung in seiner Kupferstichpassion besteht darin, den Kopf des Auferstandenen vor einem strahlenden Sonnengestirn erscheinen zu lassen: Christus ist von Licht umgeben. – Ganz anders ist das malerische Ergebnis in Grünewalds Isenheimer Altar: Eine Gloriole umgibt den Körper des Auferstandenen. Licht läßt den Körper von innen heraus strahlen, so daß Christus selbst als Lichtgestalt erscheint. Diese Auffassung ist bereits im Johannes-Evangelium begründet:
»Es trat ein Mensch auf, der von Gott gesandt war; sein Name war Johannes. Er kam als Zeuge, um Zeugnis abzulegen für das Licht, damit alle durch ihn zum Glauben kommen. Er war nicht selbst das Licht, er sollte nur Zeugnis ablegen für das Licht. Das wahre Licht, das jeden Menschen erleuchtet, kam in die Welt« (Joh 1,6-9). *(Abb. 7)*

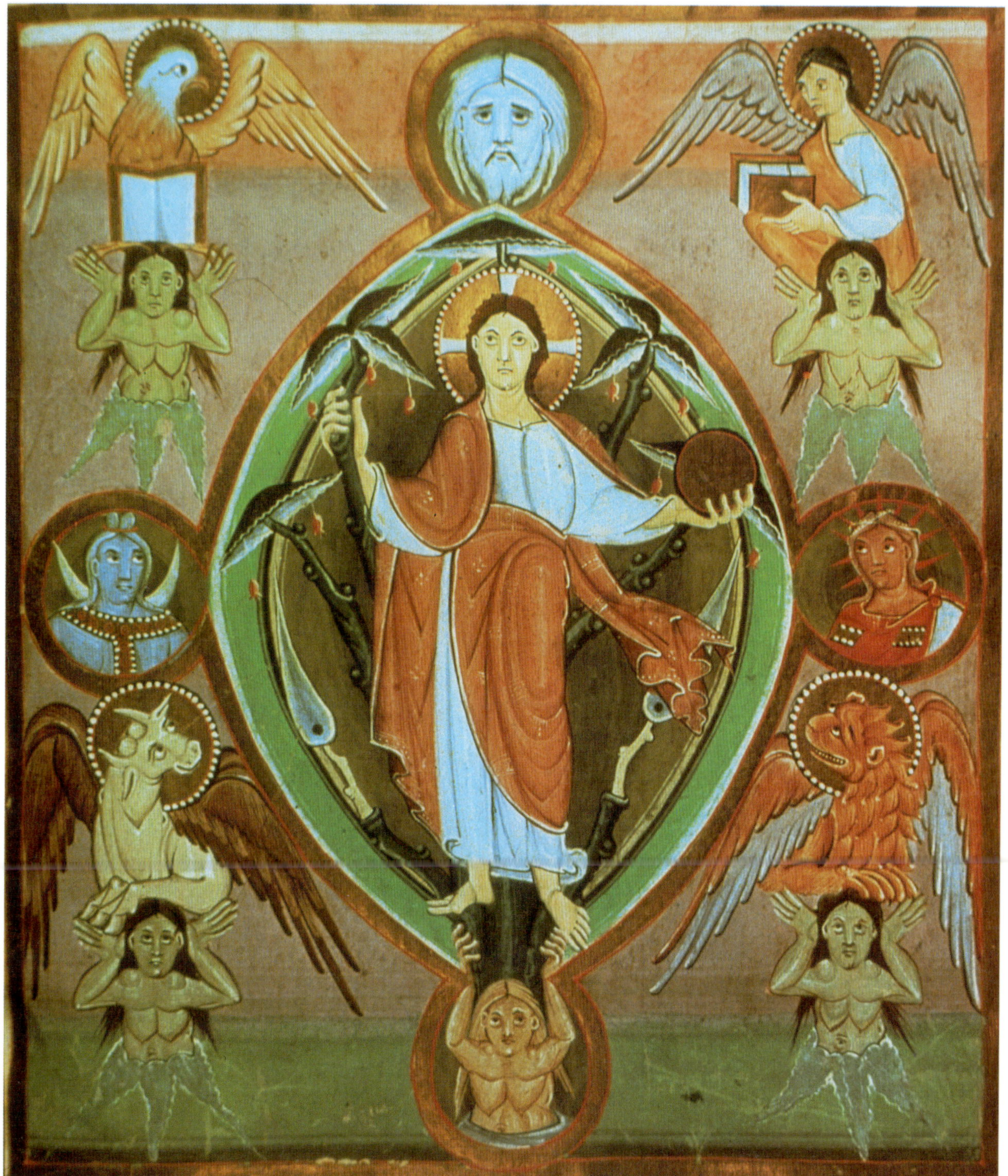

8 Der Weltenherrscher (11. Jahrhundert)

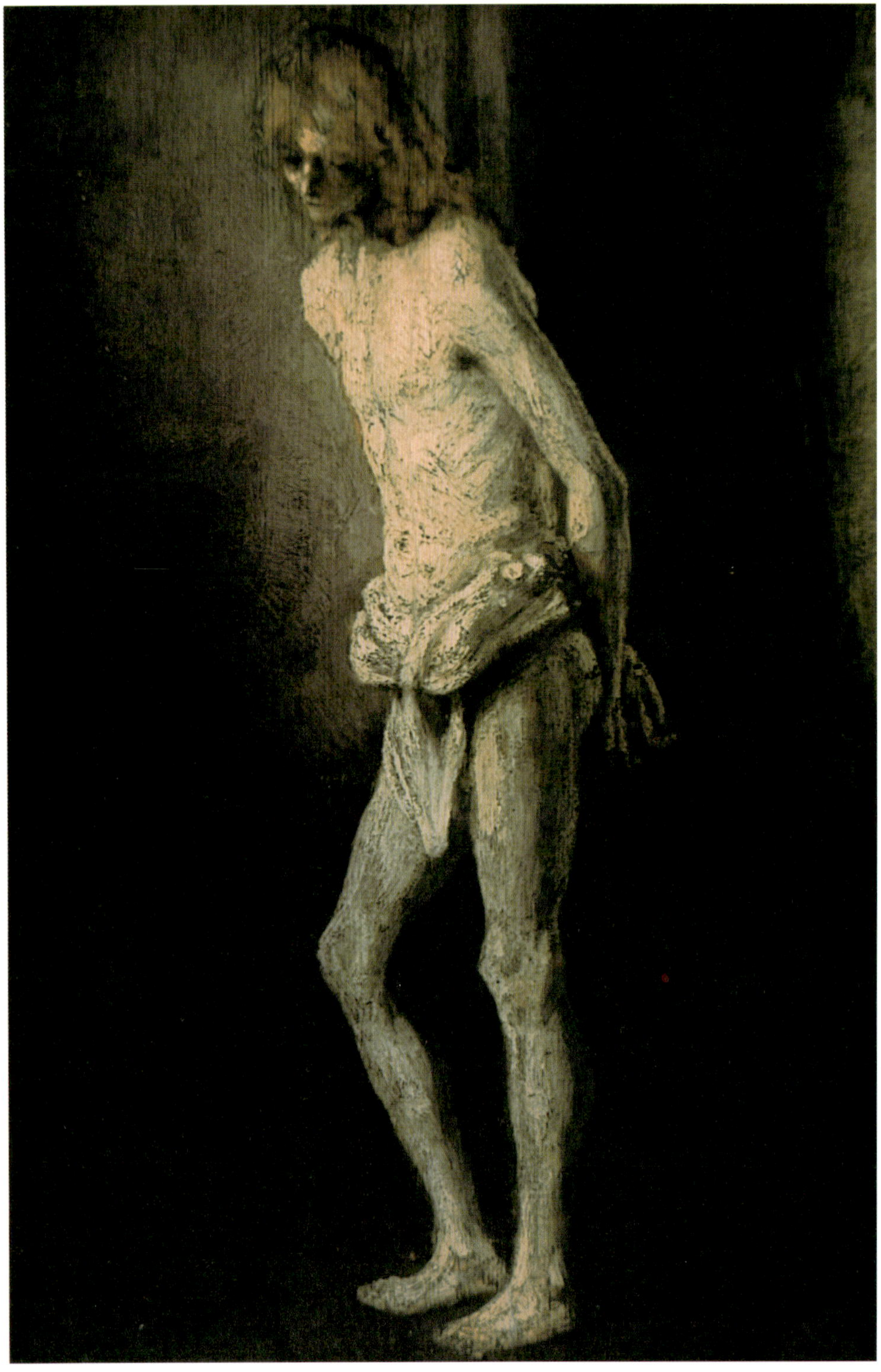

9 Harmensz van Rijn Rembrandt: Titus als Christus an der Martersäule (1646)

Und als Jesus das Ziel seiner Sendung erklärt, heißt es:
»Denn mit dem Gericht verhält es sich so: Das Licht kam in die Welt, und die Menschen liebten die Finsternis mehr als das Licht; denn ihre Taten waren böse. Jeder, der Böses tut, haßt das Licht und kommt nicht zum Licht, damit seine Taten nicht aufgedeckt werden. Wer aber die Wahrheit tut, kommt zum Licht, damit offenbar wird, daß seine Taten in Gott vollbracht sind« (Joh 3,19-21).
Aus den Texten geht klar hervor, daß mit »Licht« das Gute und Christus gemeint ist. Auf dieser Grundlage entwickeln sich philosophisch-theologische Vorstellungen, die dem Licht auch in der Kunst eine ganz eigene Qualität zuerkennen. Das Licht ist wesentlicher Bestandteil des Schönen, das seinen Ursprung in Gott hat. Es erhält damit eine eigene Qualität, sowohl in der Malerei als auch in der Architektur und der barocken Inszenierung von Plastik. Es kann das Göttliche sinnlich vermitteln.

3. Idealschöne Gestalt

Zu Beginn der Neuzeit gilt die Proportion als wesentliches Kriterium für Schönheit. Man führt Studien nach lebenden Modellen aus und ist bestrebt, auf dem Weg des Vergleichens und Aussortierens einen idealschönen Typus mit idealen Proportionen zu entwickeln. Leonardo da Vinci beispielsweise hat ganze Serien von Zeichnungen mit Nasen oder Augen oder Händen angefertigt, um dann ideale Einzelteile zu neuen Ganzheiten zusammenzufügen. Und dieses Komponieren unterliegt, ähnlich wie in der Antike, einem Proportionskanon. Darüber hinaus werden die Mittel der Zentralperspektive genutzt, um den Gegenstand des Interesses regelrecht ins Zentrum zu rücken. Und der Betrachter wird durch die perspektivische Konstruktion in den Bildraum einbezogen. Hinter der Veränderung der Bilder steht letztlich das Bemühen, Erkenntnisse aus Philosophie und Naturwissenschaft für die bildende Kunst fruchtbar zu machen und sie in die Reihe der Wissenschaften zu stellen. Man nutzt die Möglichkeiten der zeitgenössischen Naturwissenschaften, um optimale Bilder mit optimalen Wirkungen zu erzielen.
Dies gilt natürlich auch dann, wenn das Bild Christi gestaltet wird; denn das Göttliche findet nun seinen Ausdruck im Ideal vollkommener körperlicher Schönheit. Aus diesem Zusammenhang erklärt sich vielleicht auch die Vorliebe dafür, Christus als Auferstandenen, Verklärten oder zum Himmel Auffahrenden zu zeigen und nicht mehr hauptsächlich als Leidenden. Wenn aber Jesus an der Geißelsäule oder am Kreuz dargestellt wird, dann lassen sich erlittene Foltern keinesfalls an einem erbärmlichen Körper ablesen. Dieser bleibt kraftvoll, wohlproportioniert und schön. Denken wir an die Christusfiguren des Michelangelo: Gleichgültig, ob sie in der Tradition des Schmerzensmannes oder der Pietà entstanden sind, immer ist der Körper dieses Christus noch wohlgestaltet und schön. Selbst der Gesichtsausdruck zeugt von Harmonie und innerer Ruhe – in Situationen extremer Endlichkeit.

4. Inszenierte Schönheit

Eine der Neuerungen der Barockzeit besteht nun darin, das Gesicht Christi mit einer ganz neuen Bewegung bis hin zu pathetischer Entrückung zu zeigen oder aber es in innerer Versunkenheit erscheinen zu lassen. Veristische Darstellungen, wie sie bei Caravaggio, Rembrandt und Velasquez gleichermaßen zu finden sind, erhalten in bezug auf die Gestalt Christi ganz besondere Akzente: psychologischer Verismus in den Gesichtszügen und gleichzeitig unnatürliche Lichtverhältnisse, die entgegen aller sonstigen Wirklichkeitsnähe der Gestalt Christi eine transzendente Qualität verleihen.

Die Eigenart des Lichtes war ja bereits von Dürer und Grünewald für Darstellungen des Auferstandenen genutzt worden. In der Zwischenzeit jedoch war das Licht als Ausdruckselement insbesondere in der italienischen Malerei durch Caravaggio und seine Nachfolger weiterentwickelt und ganz gezielt eingesetzt worden. »Natürliches Licht« wird »unnatürlich« geführt, und in dem so erzeugten spannungsvollen Hell-Dunkel mit dramatischer und oft geradezu übernatürlicher Wirkung beruht die Qualität des Geheimnisvollen, die den sonstigen veristischen Elementen der Szenerie entgegensteht. Licht kann dramatische Steigerung des Geschehens bewirken, wie in mancher Kreuzigungsdarstellung, kann aber auch das Licht der Erleuchtung sein, welches von Christus ausgeht, wie etwa in Rembrandts Emmaus-Szene.

Mit diesen Möglichkeiten zur Inszenierung, mit der Entdeckung des Lichtes als besonderem malerischem Gestaltungsmittel, mit der gesteigerten Wertschätzung strahlender Körperlichkeit und einer gewissen Affinität zu pathetischer Mimik und Gestik korrespondiert die Entwicklung der »Apotheosen« in der Deckenmalerei. Verherrlichung, Aufnahme in das Reich Gottes, Präsentation des Schönsten und Herrlichsten, das man sich vorstellen kann – das ist Gegenstand der illusionistischen Malerei wie der Inszenierung im barocken Theater. Die Kunst arbeitet mit allen sinnlichen Mitteln, um die angestrebte Sinnestäuschung als wirklichkeitsnahe Erfahrung möglich zu machen. In diesem Zusammenhang steht auch die Entwicklung des Christus in der Himmelsglorie. *(Abb. 14)*

Das ist eine Form der Präsentation, die sich speziell in der Deckenmalerei ausgeprägt hat. Dabei wird die Decke illusionistisch geöffnet, und der lichteste Punkt fällt häufig mit der durch die Architektur bedingt hellsten Stelle zusammen. Der hellste ist auch gleichzeitig der wichtigste Ort: Er nimmt die illusionistisch geschilderte göttliche Erscheinung auf. So erscheint Christus thronend, gemeinsam mit dem Vater und dem Geist, manchmal aber auch in einer Gloriole schwebend. In diesen großartigen Illusionsmalereien der Barockzeit werden alle Künste zusammengeführt, um möglichst eindringliche Bilder zu schaffen. Theatralisch inszeniert, so erscheint auch das Christusbild der Barockzeit.

5. Realistische Gestalt

Eine ganz andere Seite des theaterhaft Inszenierten findet sich in den Bildern Rembrandts. Mit Licht und Dunkel schafft er dramatische, aber auch intime Räume, in die er seine Personen hineinstellt. Sein Thema ist der Mensch, fein beobachtet und gezeichnet, in seiner besonderen Befindlichkeit oder Situation – durch die Lichtführung hervorgehoben. Das Heroisch-Monumentale ist zugunsten des Intim-Menschlichen außer acht gelassen. Wie sollte hier ein repräsentatives Christusbild entstehen? – Tatsächlich hat Rembrandt nicht dazu beigetragen, Vorstellungen von Christus als dem Weltenherrscher oder -richter zu formulieren. Sein Bild geht vielmehr auf die realistische Erfassung des Juden Jesus aus, des Juden, den er aus seiner unmittelbaren Umgebung, dem Amsterdamer Ghetto, kennt. Bilder von Christus, wie sie Rembrandt gemalt hat, finden ihre Fortführung über die sentimentalen Darstellungen des 19. Jahrhunderts bis hin zu den Devotionalien des 20. Jahrhunderts. Und immer ist es das Bürgertum, welches in seiner Religiosität von einer derartigen Auffassung besonders stark angesprochen wird. *(Abb. 9)*

V

Christusbilder des 19. Jahrhunderts

Von *dem* Christusbild des 19. Jahrhunderts zu sprechen, wäre sicherlich irreführend; denn Christusbilder existieren in dieser Epoche in Vielfalt und Fülle. Sie sind ebenso uneinheitlich wie die Zeit selbst, die bestimmt ist etwa durch Industrialisierung, Landflucht, Sozialgesetzgebung, wachsende individuelle Freiheit, Verlust religiöser und moralischer Maßstäbe, bestimmt durch Tradition und Aufbruch in eine ungewisse Zukunft. Im Zusammenhang mit diesen sozialen Veränderungen ist auch die Auflösung der Kunstakademie in ihrer traditionellen Form zu sehen, wo die Themen der bildenden Kunst in einzelne Gebiete aufgeteilt waren, die unterschiedliche Wertschätzung genossen. So standen religiöse Themen in höherem Ansehen als etwa die Historien- oder Genremalerei. Aber alle diese festgefügten Vorstellungsformen lösen sich auf und der Trend geht von der Einheit zur Individualisierung, sowohl in der philosophischen als auch in der religiösen oder künstlerischen Aussage.

1. Religiös-programmatische Bilder

Bereits gegen Ende des 18. Jahrhunderts hat das Christusbild seine Darstellungswürdigkeit weitgehend verloren. Dennoch besteht es weiter, in den eher süßlichen, unechten Formulierungen von Ekstase, die ihre Wurzel im italienischen Barock haben. Darüber hinaus haben sich Künstlergruppen gebildet, die sich innerhalb ihrer Zielsetzung, die Kunst aus den Formen des Mittelalters heraus neu zu beleben, auch wieder mit der Darstellung Christi beschäftigten: Nazarener und Präraffaeliten, die einerseits neue Themen in die Christus-Ikonografie einführen, andererseits aber auf eine mittelalterlich geprägte Physiognomie Christi zurückgreifen, wie sie zum Beispiel in Dürers bekanntem Münchener Selbstbildnis ablesbar ist.

Ob Ingres, Overbeck oder Schinkel – sie alle entwerfen großformatige Bilder, die man als religiös-programmatisch bezeichnen kann. In Ihrer Monumentalität wirken sie häufig akademisch konstruiert und in bezug auf die Christusfigur statuarisch und seelenlos. Jeder Weltbezug, jede Verbindung zum alltäglichen Leben ist bewußt ausgeschaltet. Das gilt sowohl für die Christusfigur als auch für die dargestellten Bildinhalte. Letztere sind programmatisch und lehrhaft. – Dem stehen die im Verhältnis dazu übersensibel, um nicht zu sagen kitschig-sentimental gezeichneten Christusbilder gegenüber, die ihn als den gütigen Retter oder den traurig an die Tür klopfenden, um Einlaß bittenden jungen Mann zeigen.

Allen gemeinsam ist die Auffassung von Gesicht und Gestalt. Sie erinnert stark an die Beschreibung im sogenannten Lentulusbrief, der im Mittelalter entstanden ist. Dort heißt es, Jesus sei von hoher stattlicher Gestalt, mit einem Ehrfurcht gebietenden Antlitz, welches sowohl Liebe als auch Furcht erwecke. Sein Haar sei gelockt, dunkel glänzend, in der Mitte gescheitelt, und es fließe von den Schultern herab. Die Stirn sei offen und heiter, das Gesicht ohne Runzeln und Falten, Nase und Mund regelmäßig, die Augen graublau und strahlend, der Bart rötlich, nicht zu lang und in zwei Spitzen auslaufend.

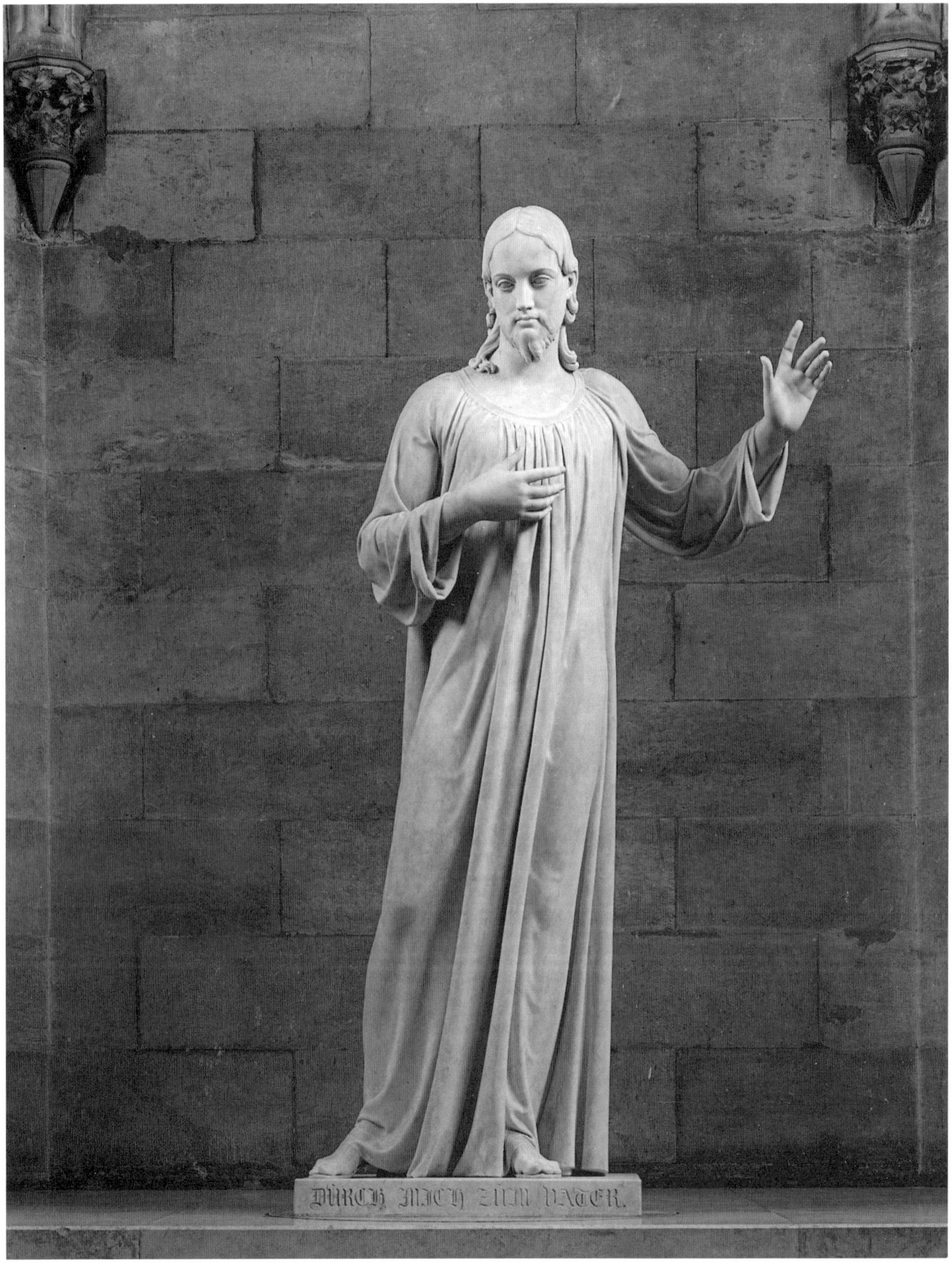

10 *Johann Heinrich Dannecker: Christus (1825–1832)*

2. Schöner, sanfter Christus

Vergleichen wir diesen Text mit der Beschreibung einer Christusstatue, die Johann Heinrich Dannekker 1823/24 für die Kapelle einer künstlichen Schloßruine im Park von Zarskoje Selo bei Leningrad gearbeitet hat. 1824 schreibt ein aufmerksamer Betrachter:

»Daß der Schädel, welchen die reinste, die erhabenste Seele umfaßte, bedeutender gewesen seyn müsse, als alle andern, das war für ihn ausgemachte Wahrheit, und es galt jezt nur, diese Form zu finden... Eine hohe Mannsgestalt in den schönsten Verhältnissen und im besten Alter, – wir müssen ihr schon über dreyßig Jahre geben, da der Herr hier als Lehrer erscheint – schreitet Er von der Rechten zur Linken an uns vorüber, das Gesicht herwärts gewendet... Sein Haupt neigt sich wohlwollend etwas vorwärts... In diesen Augen ist kein Falsch, in diesem edelgeformten Mund keine Unwahrheit;...ein Blick auf dieses Haupt gewinnt Vertrauen. Es ist vielleicht die reinste Kopfform, die wir uns denken können; ein langes Oval, nicht überfüllt und nicht hager; von Leidenschaften und Begierden keine Spur... Der hohe bedeutende Schädel zeugt von dem hohen Vermögen, von der nahen Verwandtschaft eines Geistes in Menschengestalt mit dem Göttlichen... Das Auge groß und klar, nicht zu weit geöffnet und mehr von tiefem Sinn zeugend, als von zu großer Beweglichkeit; die Nase im besten Verhältniß zum Ganzen, lang und fein gebildet; der Mund halb geöffnet, wie bey einem Sprechenden, bewegt sich sanft;...Das Haupthaar, der Tradition zufolge zart, theilt sich auf dem Scheitel gegen die rechte und linke Seite und fällt hinter den Ohren auf die Schulter, wo es in runden Locken ruht. Das ebenfalls weiche Barthaar ist in der Mitte des Kinns gespalten und spielt in leichter Bewegung nach den Seiten hin.«[13] *(Abb. 10)*

Christusgestalten, auf die diese und ähnliche Beschreibungen passen, sind in der Malerei ebenso geprägt worden wie in der Plastik zum Beispiel von Dannecker und Thorwaldsen. Sie beruhen aber nicht, wie man zunächst annehmen könnte, ausschließlich auf apokryphen Texten des Mittelalters. Sie haben durchaus wissenschaftlichen Hintergrund; denn Künstler wie Dannecker stützten sich auf die physiognomischen Studien Lavaters und auf Galls Schädellehre, welche von der Korrespondenz zwischen Seele und Körper ausgehen. Damit bestand die Aufgabe eines Künstlers, der ein Christusbild schaffen wollte, darin, die unvergleichliche Reinheit der Seele des göttlichen Jesus künstlerisch umzusetzen. So wurde also die Darstellung eines milden und verbindlichen Christustypus mit den besten Absichten, und sogar wissenschaftlich begründet, entwickelt: Güte und Reinheit der Seele sollten in der äußeren Erscheinung Niederschlag finden.

Entstanden ist das Bild eines »glatten« und unproblematischen Christus, der für Chromolithografien »weiterentwickelt« wurde und dann in Serienproduktion in die Eß- und Schlafzimmer der Bürger gelangte und noch heute auf manchen Glückwunschkarten und Einlegebildchen fürs Gebetbuch zu finden ist. Es ist eine Darstellung ohne innere Kraft, aber angenehm anzuschauen. Die Grenze zum Kitsch ist kaum auszumachen, – aber diese Christusbilder haben außerordentlichen Erfolg gehabt – als Dekorationsstücke. Sie prägten darüber hinaus weithin Sehgewohnheiten und Frömmigkeitsstile – bis heute. *(Abb. 11)*

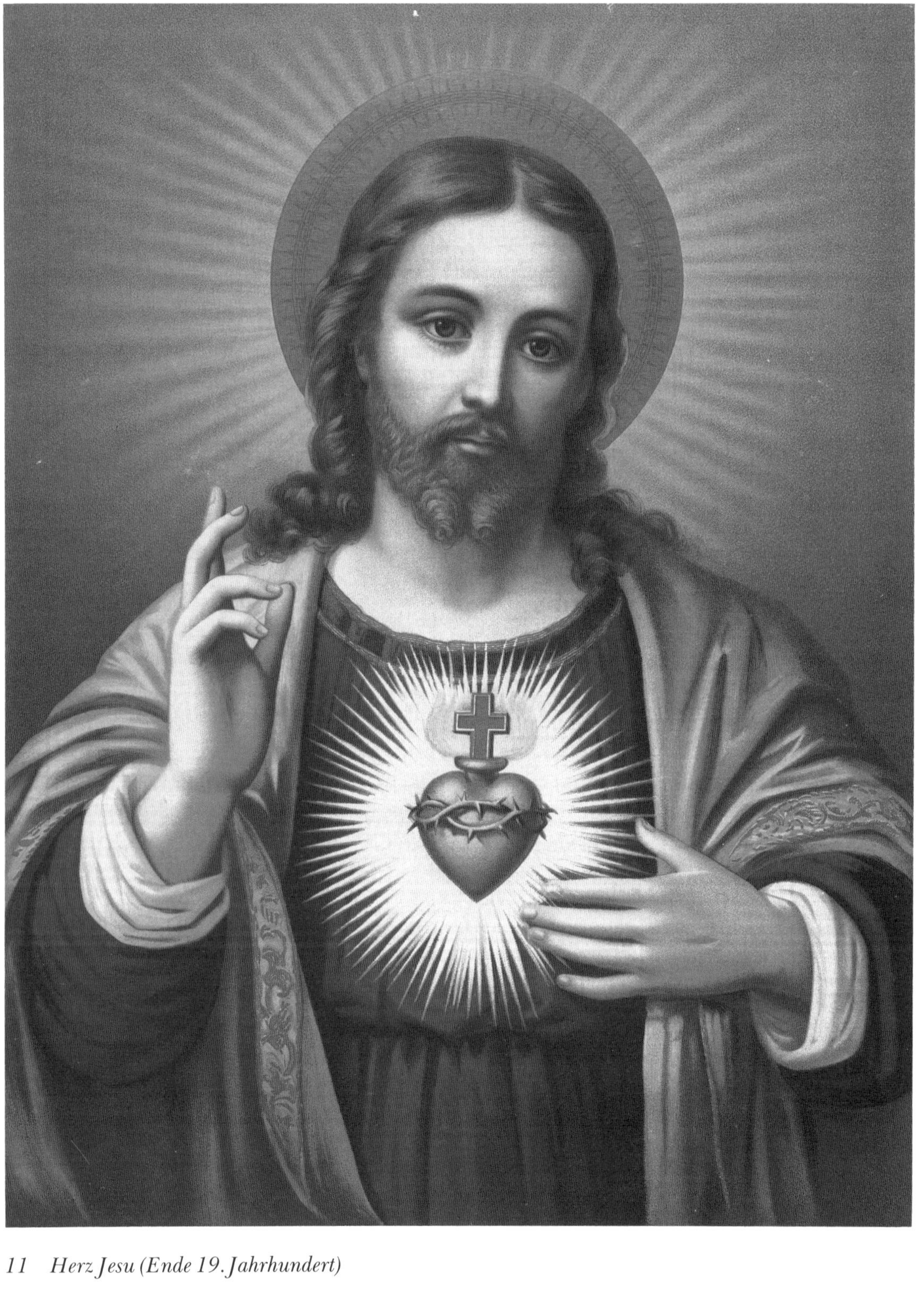

11 *Herz Jesu (Ende 19. Jahrhundert)*

VI

Aspekte des Christusbildes – Rückschau

Wenn wir noch einmal auf die Entwicklung des Christusbildes in den letzten zwei Jahrtausenden zurückblicken, dann müssen wir von einer ungeheueren Vielfalt in Ikonografie und Sichtweise dieses Christus ausgehen. Diese starke Differenzierung ist uns heute gemeinhin nicht mehr bewußt und vertraut, wie sich an der Beantwortung der eingangs gestellten Frage ablesen läßt. Das Christusbild, welches auch heute noch den meisten Zeitgenossen im Kopf herumspukt, hat zwei Bildquellen: Die eine zeigt den Gekreuzigten der Barockzeit mit pathetischem Blick, und die andere den Milden und Sanftmütigen des 19. Jahrhunderts. Durch die Quellendiskussion und die Auswahl möglichst vielfältiger Bildbeispiele hat sich dieser enge Vorstellungsbereich jedoch zu einem vielfältigen Spektrum erweitert. Das gilt für die Vorstellung von der äußeren Erscheinung Christi ebenso wie für das Bild von seinen Eigenschaften und Funktionen. So ergeben sich hinsichtlich seines Äußeren folgende Aspekte:

- Christus ist ein Mann von einfachem Aussehen.
- Er besitzt die Schönheit des Körpers und der Seele. So kann die Christusdarstellung zur Darstellung der idealen Seele werden, gestalterisch umsetzbar über die ideale Physiognomie.
- Dem steht das Bild von Christus entgegen, der keine schöne und edle Gestalt hat oder dessen Gestalt abhängig ist von demjenigen, dem er erscheint.
- Ein Versuch, der darstellerisch nicht faßbaren Gottheit gerecht zu werden, besteht darin, mit Hilfe von Symbolen einen Hinweis auf die Wesenheit zu geben.
- Allegorische Darstellungen betonen einzelne Eigenschaften: Der Hirte weist Christus als Retter der Menschheit aus; der Philosoph steht für den wahren Lehrer Christus und Orpheus für den Erlöser.
- Als Herrscher erscheint Christus entweder als derjenige, welcher die Apostel als seine Nachfolger auf Erden legitimiert, oder auch in Analogie zum römischen Kaiserkult als derjenige, der in seinem Reich hofhält. – In der Gestalt des Herrschers erscheint Christus aber auch rettend und richtend am Jüngsten Tag.
- Als Gekreuzigter ist Jesus Christus Triumphator über den Tod, also in seiner Göttlichkeit betont, oder auch schmachvoll Hingerichteter, der als Mensch für die Rettung der Menschheit gelitten hat.
- Der Verklärte oder Auferstandene, der zum Himmel Auffahrende läßt wieder das Göttliche durchscheinen. Wie Licht durchdringt der göttliche Geist die Materie.
- Die Göttlichkeit Christi drückt sich aber auch in der Schönheit seines Körpers aus, in den harmonischen Proportionen einer antikisch aufgefaßten Gestalt.
- Güte und Milde finden in einer Christusgestalt von makellosem Wuchs mit einem durch keinerlei Falten oder Flecken verunzierten Gesicht ihren Ausdruck.

Wie sich aus dem (natürlicherweise stark verkürzten) historischen Querschnitt ergibt, hat sich das Christusbild ständig gewandelt und zwischen Extrempositionen entwickelt: zwischen schön und häßlich, triumphierend und leidend, zwischen ausgeliefert sein und retten, gerichtet werden und richten, zwischen gerecht und barmherzig, zwischen

Gott und Mensch. Dabei ist nicht zu übersehen, daß das Christusbild immer auch Spiegelung menschlichen Selbstverständnisses und historischer Befindlichkeiten gewesen ist.

Katharina Winnekes

Anmerkungen

1 *Clemens Alexandrinus:* Paid. III, 33.
2 *Clemens Alexandrinus:* Strom. 6, 151, 3.
3 *Origines:* Contra Celsus *VI, 77.*
4 *Aelius Lampridius:* Historia Augusta. Ausg. v. Hohl I, 333.
5 *F. J. Dölger:* Ichthys 2, 457, Freiburg/Münster 1910-1943.
6 *Clemens Alexandrinus:* Protr. 1, 4, 4.
7 *Rainer Hausherr*: Der tote Christus am Kreuz. Diss. Bonn 1963, 35ff.
8 Zit. in: *Anton Legner*: Das Christusbild im Mittelalter, in: Das Münster 2, 1988, 113.
9 *Thomas von Aquin*: Kommentar zu Ps 44. Vgl. RDK III, 736
10 *Bernhard*: Serm. in cant. LXXIII. PL 183, 1136 u. 1138.
11 *Martin Luther*: Predigt am Mittwoch nach Invokavit. 1522, W. A. (= Weimarer Ausgabe) 10, III, 35.
12 *Martin Luther*: W. A. XVIII, 82f.
13 *Gottlob Heinrich Rapp*: Das Christusbild von Dannekker, 1824, in: Kunst-Blatt Nr. 70, 30. August 1824, 277-279.

Das Christusbild der Moderne

I

Christusbilder des 19. Jahrhunderts – Gott ist tot?

»Es war auf der Erde ein Tag, und in der Mitte der Erde standen drei Kreuze. Einer am Kreuz glaubte so, daß er dem anderen sagte: Wahrlich, ich sage dir, heute noch wirst du mit mir im Paradiese sein. Der Tag verging, beide starben, gingen hin und fanden weder Paradies noch Auferstehung. Die Worte bewahrheiteten sich nicht. Höre: Dieser Mensch war der Höchste auf der ganzen Welt, war das, wozu sie lebt… Wenn die Gesetze der Natur auch Diesen nicht verschont haben… und auch Ihn zwangen, mitten in Lügen zu leben und für Lügen zu sterben, so ist folglich der ganze Planet Lüge und beruht nur auf Lüge und dummem Spott.«
So läßt der russische Dichter Dostojewski in seinem Roman »Die Dämonen« die Hauptperson Kiriloff sprechen. Im Tod Christi wird für ihn die Sinnlosigkeit der Welt offenkundig. Dieser Erfahrung setzt er eine neue Position entgegen: »Es wird einen neuen Menschen geben, einen glücklichen und stolzen. Wem es ganz einerlei sein wird, ob leben oder nicht leben, der wird der neue Mensch sein. Wer Schmerz und Angst besiegen wird, der wird selbst Gott sein. Aber den Gott wird es nicht mehr geben.«[1]
Was Dostojewski hier in seinem Roman zur Sprache bringt, die Erfahrung des »Gott ist tot«, hat sich im 19. Jahrhundert in Dichtung, Literatur und Philosophie immer wieder niedergeschlagen. Religiöse Bindungen im tradierten Sinne werden weitgehend aufgegeben: an ihre Stelle treten um 1800 insbesondere Vorstellungen, die Religiosität, Kunst und Natur miteinander verweben. So heißt es in Wackenroders »Herzensergießungen eines kunstliebenden Klosterbruders«, daß es zwei wunderbare Sprachen gebe, die es dem Sterblichen ermöglichen, die himmlischen Dinge zu begreifen:
»Die eine dieser wundervollen Sprachen redet nur Gott; die andere reden nur wenige Auserwählte unter den Menschen, die er zu seinem Lieblingen gesalbt hat. Ich meine: die Natur und die Kunst.«[2]

Caspar David Friedrich (Abb. 12)

Vor diesem Hintergrund von Verunsicherung und Neu-Orientierung verändert sich auch das Christusbild. Die Verbindlichkeit überkommener Typen – sowohl bezüglich physiognomischer Eigenheiten als auch der Darstellung in repräsentativen Rollen – bröckelt ab. Ein Signal für den Wandel ist in Caspar David Friedrichs »Kreuz im Gebirge« gegeben, gemalt als Altarbild für die Hauskapelle des Schlosses Tetschen und in den Weihnachtstagen des Jahres 1808 in Friedrichs Atelier ausgestellt. Um dieses Bild hat sich ein erbitterter Streit entsponnen, dessen Ursache im Auseinanderklaffen zwischen der Tradition des Altarbildes und den damit verbundenen festgefügten Vorstellungen einerseits und der neuen Bildfindung andererseits zu tun hat. In einem Brief an den Akademieprofessor Johannes Schulz schreibt Caspar David Friedrich am 8. Februar 1809: »Wäre das Bild des Malers Friedrich nach den durch Jahrhunderte geheiligten und anerkannten Regeln der Kunst verfertigt; das heißt mit anderen Worten: hätte F. sich der Krücken der Kunst bedient, und nicht die Vermessenheit gehabt, auf eigenen Füßen gehen zu wollen, wahrlich der Herr Kammerherr von Ramdohr hätte sich nimmer aus seiner Ruhe stören lassen.«[3] – Was kann überhaupt die Gemüter so erregt haben an diesem Bild? – Ungewöhnlich ist sicherlich die Position des Kreuzes: aus der Mittel-

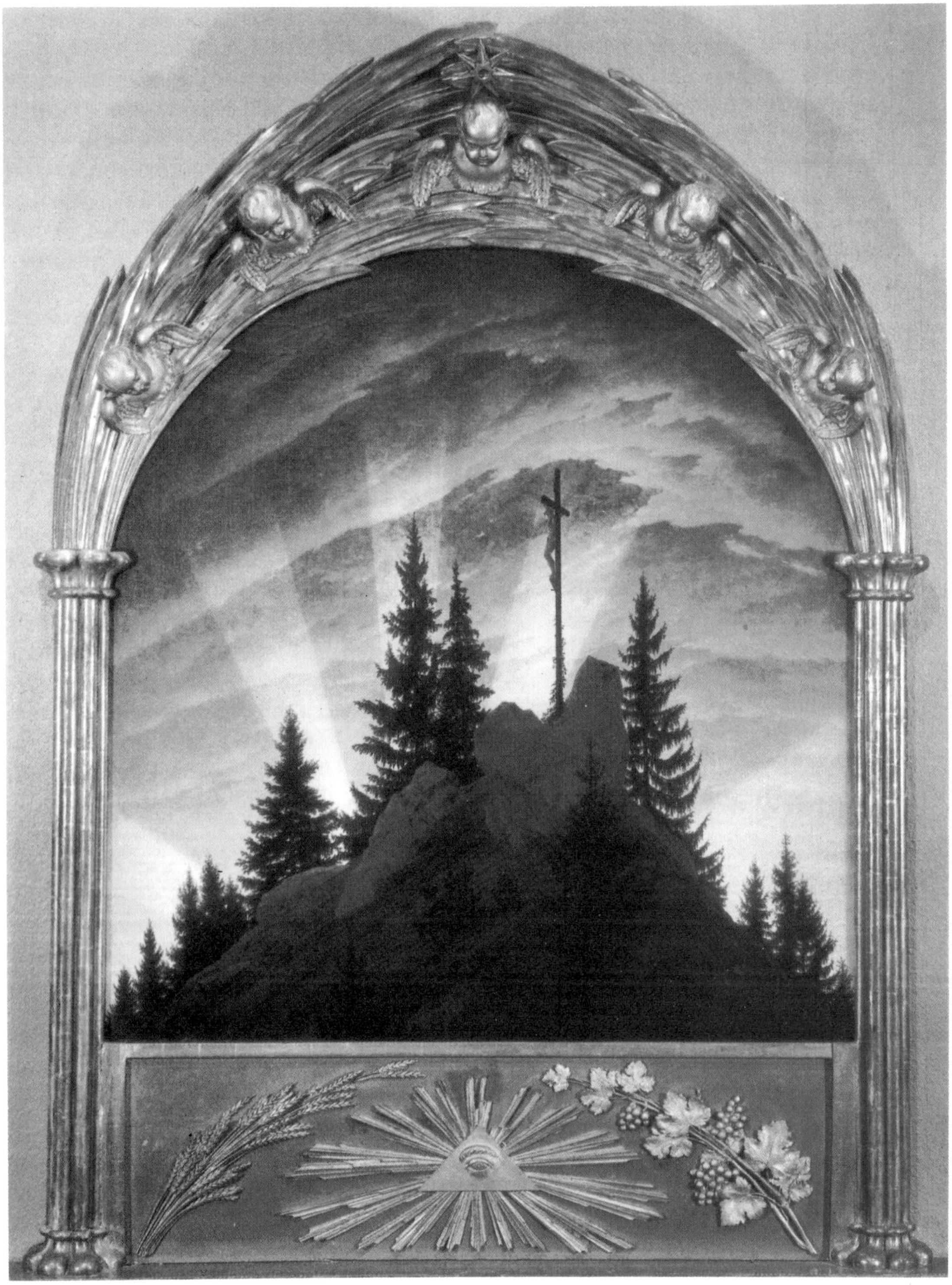

12 *Caspar David Friedrich: Das Kreuz im Gebirge (1807/1808)*

achse nach rechts gerückt; halb seitlich, halb rückwärtig dem Betrachter zugekehrt; aufgerichtet in einer stimmungsvollen Berglandschaft im Abendlicht. Es ist kaum auszumachen, ob mit dem Kreuz eine Art von Gipfelkreuz gemeint ist oder aber eine Kreuzigung. Landschaft oder Altarbild? Das ist die Frage, vor die sich der Betrachter gestellt sieht. Friedrich selbst schreibt im eben genannten Brief:

»Wohl hat das Bild eine Deutung, wenn sie gleich dem K. (Kammerherr von Ramdohr, Anm. d. Verfassers) undeutlich ist! Wohl ist es beabsichtigt, daß Jesus Christus, ans Holz geheftet, hier der sinkenden Sonne zugekehrt ist, als das Bild des ewigen allbelebenden Vaters… Auf einem Felsen steht aufgerichtet das Kreuz, unerschütterlich fest, wie unser Glaube an Jesus Christus. Immergrün durch alle Zeiten während stehen die Tannen ums Kreuz gleich unserer Hoffnung auf ihn, den Gekreuzigten.«

Tatsächlich haben Ramdohr hauptsächlich zwei Dinge gestört: Er sah keine Kriterien, um »Das Kreuz im Gebirge« allein vom Gegenstand der Darstellung her als Altarblatt zu identifizieren. Er weist das Bild der Landschaftsmalerei zu, kritisiert aber dann, daß es innerhalb des Genres vom Gewohnten abweiche. In Verbindung mit dem von Ähren, Weinreben, dem Auge in einem von Strahlen umgebenen Dreieck, Engelsköpfen und einem Stern besetzten Rahmen aber ergibt sich eine allegorische Bedeutung des Gemäldes. Darin allerdings sieht Basilius von Ramdohr einen sich überall ausbreitenden Mystizismus, »der statt Begriffe Wortspiele verkauft… und überall nur ahnen will, wo er entweder wissen und erkennen könnte, oder bescheiden schweigen müßte«[4]!

Vincent van Gogh

Die Auseinandersetzung um den Tetschener Altar, der sogenannte Rahmdohr-Streit, macht deutlich, daß die überlieferten akademischen Kategorien ihre Gültigkeit zu verlieren beginnen. Natürlich ist dies kein isoliertes Phänomen, sondern steht im Zusammenhang mit der Veränderung religiöser Vorstellungen, dem Aufgeben religiöser Bindungen, der Entwicklung des Individualismus – auch im Hinblick auf persönliche religiöse Erfahrung –, der Suche nach Religiösem in Natur und Kunst. Vor diesem Hintergrund muß sich auch das Christusbild wandeln. Man könnte sogar erwarten, daß es vollkommen unterginge. Statt dessen wird es in neue Welten und Zusammenhänge verlagert: in die französische, von der bäuerlichen Kultur geprägte Landschaft ebenso wie in die von europäischer Zivilisation unberührte Südsee.

Denken wir nur an die Werke Vincent van Goghs. Obwohl er, wie er selbst einmal in einem Brief schreibt, ein furchtbares Bedürfnis nach Religion hat, findet man bei ihm keine eigenständig gestalteten biblischen Themen. Statt dessen bedient er sich bereits vorliegender Formulierungen. So malt er 1889 eine Pietà nach Delacroix und 1890 »Die Auferweckung des Lazarus« nach Rembrandt. Er fügt sich damit in die überkommenen Vorstellungen. Im Grunde aber sucht van Gogh, ähnlich wie die Romantiker, zu denen ja auch Caspar David Friedrich zählt, nach neuen Ausdrucksmöglichkeiten für seine religiösen Vorstellungen und Empfindungen. In einem Brief an Emile Bernard schreibt von Gogh:

»Er (Christus; Anm. d. Autoren) hat in heiterer Gelassenheit gelebt, als größter aller Künstler, den Marmor, den Ton und die Farbe verschmähend und in lebendigem Fleisch arbeitend. Das heißt, dieser unerhörte und mit dem stumpfen Instrument unserer nervösen und abgestumpften modernen Gehirne kaum faßbare Künstler schuf keine Statuen, keine Gemälde, keine Bücher. … Wenn es aber auch dieser große Künstler – Christus – verschmähte, über Ideen und Eindrücke Bücher zu schreiben, so hat

er sicherlich das gesprochene Wort, das Gleichnis vor allem, sehr viel weniger verschmäht (der Sämann! die Ernte! der Feigenbaum! usw.).«[5]
Was van Gogh hier thematisiert, ist Christus als der für menschliches Denken Unfaßbare, der Künstler, der sich selbst in Gleichnissen mitteilt. In Gleichnissen äußert sich auch van Gogh. Ähnlich wie Caspar David Friedrich formuliert er seine religiösen Empfindungen in der Landschaft. Unwirklich, oft in glühenden, jeder naturalistischen Studie entgegenstehenden Farben erscheint die Landschaft als Spiegel der Seele. Die Farbe wird zum Ausdruck der eigenen Innerlichkeit. Auf diese Weise gestaltet sich die psychische Verfassung des Künstlers in das Bild hinein. Die Motive und Gegenstände werden immer mehr zum Abbild der inneren Dramatik und persönlichen Suche nach Identität. In dieser Ambivalenz zwischen dem »furchtbaren Bedürfnis nach Religion« einerseits und der Verweigerung gegenüber der tradierten Ikonografie andererseits sind auch die Bilder vom »Sämann« angesiedelt. Die riesenhafte Sonne hinter dem Kopf des Bauern läßt einen Heiligenschein assoziieren und steigert so den alltäglichen Vorgang auf eine andere Bedeutungsebene. Der Verweis auf das Gleichnis vom Sämann klingt an, insbesondere auch vor dem Hintergrund des eben erwähnten Briefes. Aber der Bezug bleibt offen. Eindeutigkeit ist nicht angestrebt.

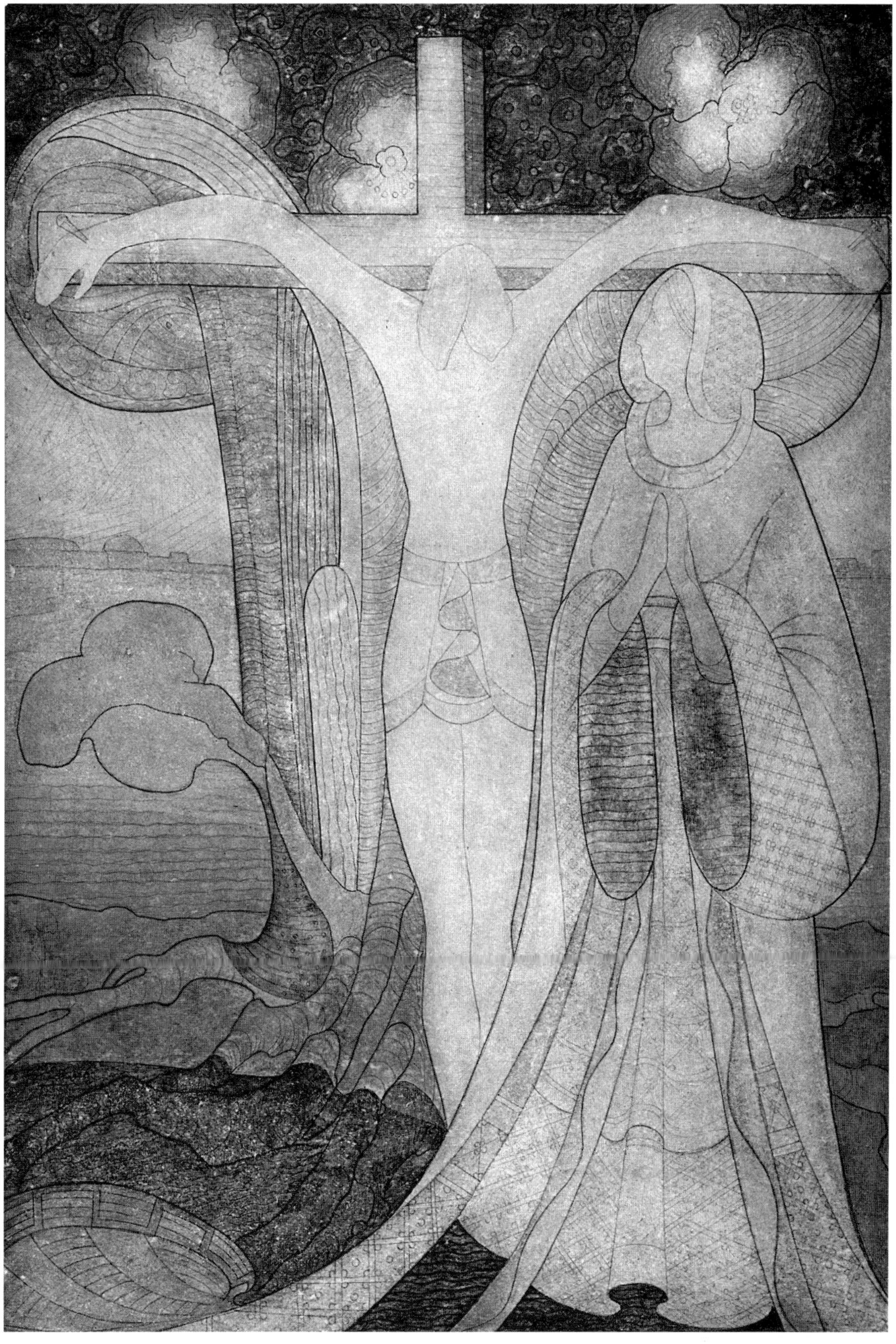

13 Jan Thorn Prikker: Kreuzigung (1891–1892)

II

Christusbilder der Jahrhundertwende

1. Empfindung des Göttlichen bei den Symbolisten

Auf andere Weise nehmen die Symbolisten religiöse Themen auf. Ihre Bilder strotzen geradezu von kultischen und religiösen Zügen, machen auf eigene Weise Inhalte romantischer Malerei für sich fruchtbar. So entstehen mystische Traumwelten, die im Bereich des Phantastischen angesiedelt sind.

Maurice Denis

Auf unterschiedliche Art setzen sich die Maler mit der christlichen Ikonografie auseinander: Puvis de Chavannes oder Maurice Denis beziehen sich unmittelbar auf die christliche Ikonografie. Und doch zeigt sich beispielsweise in den Motiven des »Noli me tangere« von 1892 oder der »Heiligen Frauen am Grab« von 1894, daß Denis weder eine Kopie der Natur anstrebt noch eine bloße Illustration der literarischen Vorlage. Der Maler selbst erklärt:
»Wir werden in Zukunft zeigen, daß die durch eine Beobachtung hervorgerufenen Emotionen oder Seelenzustände innerhalb der Imagination des Künstlers Zeichen oder plastische Äquivalente erlauben, die in der Lage sind, diese Emotionen oder Seelenzustände wiederzugeben, ohne daß es nötig wäre, sie mit der Kopie des auslösenden Ereignisses zu befrachten.«[6]

Jahre später schreibt Denis im Rückblick auf eine abgeschlossene künstlerische Epoche:
»Der Symbolismus ist die Kunst, Seelenzustände zu vermitteln und hervorzurufen, und zwar durch die Übereinstimmung von Farben und Formen. Die erfundenen oder der Natur entliehenen Übereinstimmungen werden zu Zeichen oder Symbolen dieser Seelenzustände. Sie haben die Kraft, sie zu suggerieren.«[7]

Jan Thorn Prikker (Abb. 13)

In diesen Zusammenhängen ist auch Jan Thorn Prikker zu sehen. Zwischen 1892 und 1895 hat er, unter dem Eindruck der flämischen Malerei, überwiegend religiöse Themen gestaltet. Dabei sind zunächst die Einflüsse der Pointillisten sichtbar, gleichzeitig aber auch die Verbindung zur »Gruppe der XX«, die der symbolistischen Malerei ein Forum eröffnen wollten. Nicht zuletzt hat sich die enge Freundschaft zu Henry van de Velde niedergeschlagen, bei dem sich die gleiche Liebe zum Linearen und zum kraftvollen Ornament findet. Gleichgültig, welche Darstellung von der Hand Thorn Prikkers man anschaut, ob »Heilige Frauen unter dem Kreuz« von 1891-92, »Christus am Kreuz und Maria« aus dem gleichen Zeitraum oder auch die »Kreuzabnahme« von 1892 – die große Bedeutung der Linien ist überdeutlich. Im Briefwechsel mit einem Freund erläutert er, daß sein Anliegen nicht darin bestehe, den sichtbaren Eindruck der Außenwelt festzuhalten, sondern das Wesen der Dinge, die Gefühle der Liebe, die mystischen Empfindungen, aber auch den Haß.[8] An anderer Stelle schreibt er:
»Den Eindruck, den gewisse Linien auf mich machen, will ich den Menschen mitteilen, sie verstehen lehren, daß eine einfache, gerade Linie anders auf mich wirkt als eine unregelmäßig geschwungene.«[9]
Schaut man die genannten Werke an, dann weckt

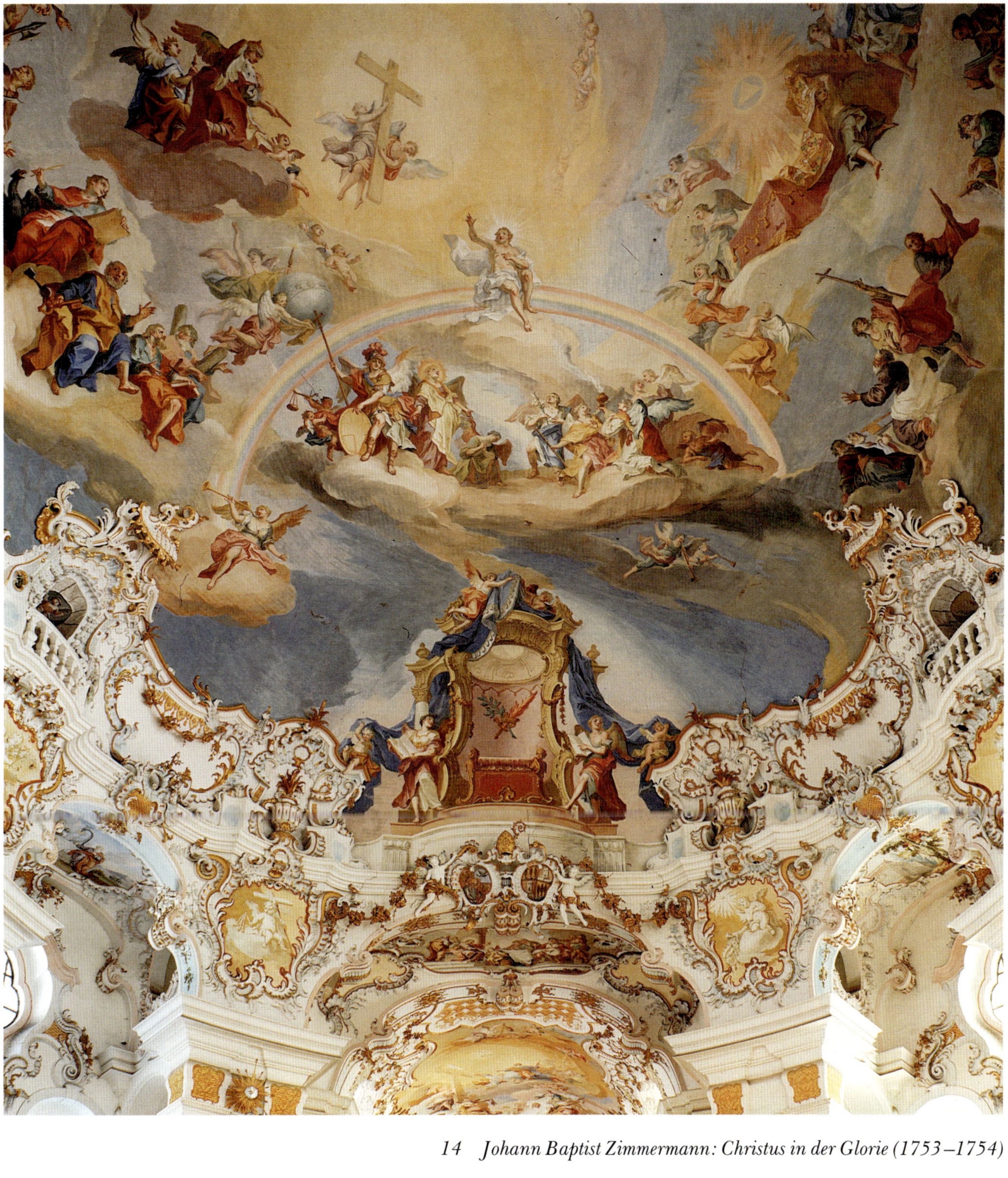

14 *Johann Baptist Zimmermann: Christus in der Glorie (1753–1754)*

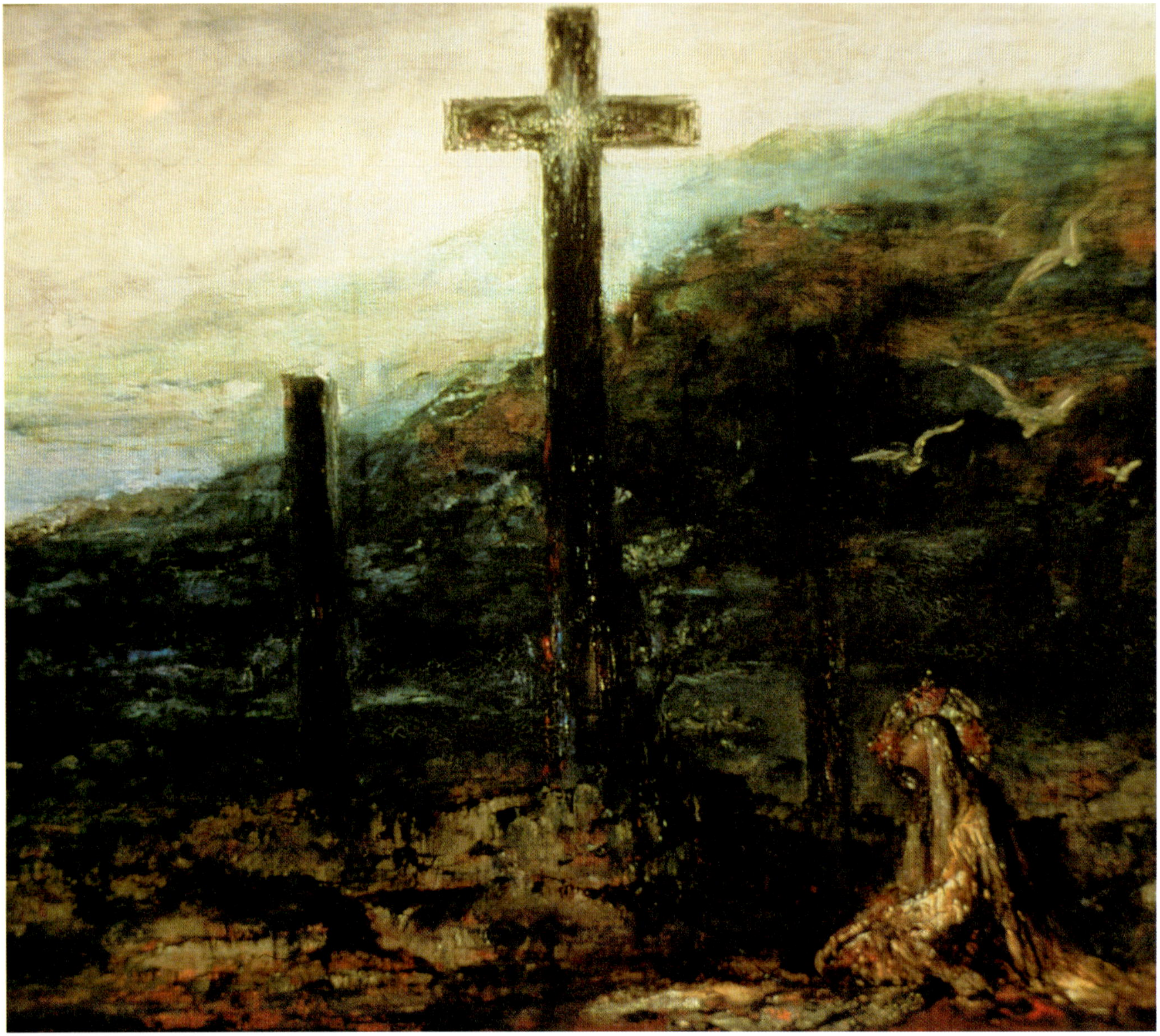

15 Gustave Moreau: Magdalena am Kreuz (1880–1885)

tatsächlich das jeweilige Liniengefüge im Bild Gefühle im Betrachter, die man vielleicht mit den Schlagworten Ruhe, Harmonie, Aufgehobensein in einer kosmischen Einheit ansprechen könnte. Erreicht werden diese Effekte durch ausgeklügelte Organisation von Linien, Flächen und Farben im Bild. In den Aussagen und Bemühungen zeigt sich eine Position, die bis in die Gegenwart hinein Anlaß zur Diskussion bietet: Was der Künstler anstrebt, ist eine subjektive, empfindsame Bildsprache. Auf das Christusbild bezogen bedeutet das eine derartige Relativierung, daß es als offizielles, als repräsentatives Bild im Kirchenraum kaum denkbar ist. Statt dessen manifestiert sich hier, wie überhaupt in der Folgezeit, die persönlich gespiegelte Erfahrung von Christus.

Gustave Moreau (Abb. 15)

Bei Gustave Moreau geht diese subjektive Sicht mit der schrittweisen Loslösung von christlicher Ikonografie einher. Aber selbst da, wo er ihr verpflichtet bleibt, in den Kreuzwegstationen für die Kirche Notre Dame in Decazeville, oder im Motiv der Pietà, – sein Anliegen ist es, die persönliche Erfahrung mit dem Göttlichen zu formulieren. Dabei kann das christliche Motiv Gleichnis einer umfassenderen Erkenntnis werden. Sein Bild »Noli me tangere« kommentiert Moreau folgendermaßen:
»Welches geheimnisvolle Schweigen hüllt diese beiden von der Welt abgesonderten Wesen ein! Christus, ein lebendiges Gespenst, mit einer Art Leichentuch bekleidet, steht starr und unbeweglich da. Sein Lächeln ist voller Liebe, Zärtlichkeit und Erbarmen, seine Gebärde gebieterisch und zärtlich zugleich. Noli me tangere. Berühre mich nicht, denn du kannst nicht das Unendliche, Ewige, Unwandelbare berühren. Berühre mich nicht mit den Fingern, denn uns trennt dieses Geheimnis des Todes. Berühre mich nicht, denn du, Materie, kannst nicht das Immaterielle berühren... Ich höre dich auch, wenn du schweigst. Ich höre dir zu, ohne daß deine Stimme spricht.Ich sehe dich, ich bin in dir, ich nehme dich auf und suche dich heim.«[10]
Hinter diesen Worten steht die Erfahrung des Göttlichen schlechthin, Durchdrungensein vom Göttlichen, Aufgehen im Göttlichen. Eine solche religiöse Grunderfahrung bedarf nicht der christlichen Ikonografie. Sie läßt sich gleichermaßen in mythologischen Szenen versinnlichen.
Es ist nicht ganz einfach zu klassifizieren, was sich in den Arbeiten der Symbolisten zum Christusbild niedergeschlagen hat; denn das Bild allein ist nicht mehr voll aussagefähig. Das Bild ist daraufhin angelegt, daß es einerseits die empfindsame Erfahrung des Göttlichen beim Maler widerspiegelt und andererseits ebensolche Empfindungen und damit einen emotionalen Zugang beim Betrachter ermöglichen kann. Christus wird in der physiognomisch kaum festgelegten Darstellung, eingebunden in traumhafte, phantastische Szenerien, gewissermaßen zur Hohlform nicht genau definierbarer Religiosität. In den Bildern der Symbolisten dokumentiert sich endgültig die Weitung des ehemals dogmatisch auf eine objektive und offizielle Sicht festgelegten Christusbildes, die Öffnung für seine unkontrollierte Anreicherung mit subjektiven Vorstellungen, Erfahrungen und Gefühlen.

2. Identifikation und Selbst-Identifikation

James Ensor und Edvard Munch (Abb. 16)

Subjektiv und trotzdem symptomatisch für ihre Zeit sind auch die Bilder, die Edvard Munch und James Ensor von Christus gemalt haben. Bei Ensor prägt sich zunehmend in seiner zunächst impressionistischen Maltechnik die Kluft zwischen Ich und

Umwelt aus. Die Farbe mit ihrer starken Lichtwirkung vermittelt rein psychische Vorgänge. Halluzinatorische Visionen von unbekannten Schrecken, von Unfaßbarem, Fantastischem kennzeichnen Ensors Werk. Wenn er sich selbst in Kreuzigungs- oder Ecce homo–Darstellungen mit dem verspotteten oder gekreuzigten Christus identifiziert, dann läßt sich darin eine weitere Subjektivierung des Christusbildes erkennen. Oder ist es vielleicht nur die Suche nach einer verständlichen und aussagekräftigen Formulierung für die eigene Rolle als Außenseiter, die viele Künstler um die Jahrhundertwende an sich selbst erfahren? – Außenseiter, allein in der Masse der Menschen, so zeigt Ensor auch den Christus im »Einzug Christi in Brüssel« von 1888. Inmitten einer tollen Gesellschaft von tanzenden und feixenden Maskenträgern reitet ganz klein und unscheinbar die Hauptperson des Ereignisses. Die Masse bleibt unberührt, folgt ihren eigenen Gesetzmäßigkeiten. Individuum und Gesellschaft sind, wie auch in den soziologischen und psychologischen Studien der Zeit, als Gegensätze aufgefaßt.

In ähnlicher Weise muß auch Edvard Munch seine Umwelt erfahren haben; denn auch er identifiziert sich selbst mit dem Gekreuzigten, den er einsam aus der anonymen Masse herausragen läßt, wenn er ihn vor der Horizontlinie des Meeres am heimischen Strand darstellt. Da, wo Munch schematisch aufgefaßte Figuren setzt, führt Ensor die Maske ein und übersetzt die Erfahrung von Einsamkeit und Außenseitertum in der Gesellschaft in religiös–mythische Vorstellungen. Er wandelt das real Faßbare in halluzinatorische Bilder mit schockierend bunten Tänzen von Masken und Skeletten um; er schafft Raum für das Groteske und Absurde, indem er die hohlen, lachenden Larven in unwirkliches Licht taucht. Neben der Verwendung bekannter, mit bestimmten Assoziationen verknüpften Darstellungen aus der christlichen Bildwelt ist die Farbe nunmehr sowohl für Munch als auch für Ensor wesentliches Ausdrucksmittel geworden. – Diese expressionistische Umwertung impressionistischer Technik, zu deren Wegbereitern neben van Gogh und Toulouse-Lautrec eben auch Ensor und Munch zu zählen sind, wurde in verschiedenen Zentren des malerischen Schaffens in Europa als Impuls für eine Absetzbewegung von der traditionellen Malerei aufgegriffen. Parallel dazu verläuft auch ein zumindest teilweises Weggehen vom traditionellen Christusbild oder zumindest eine Umwertung desselben.

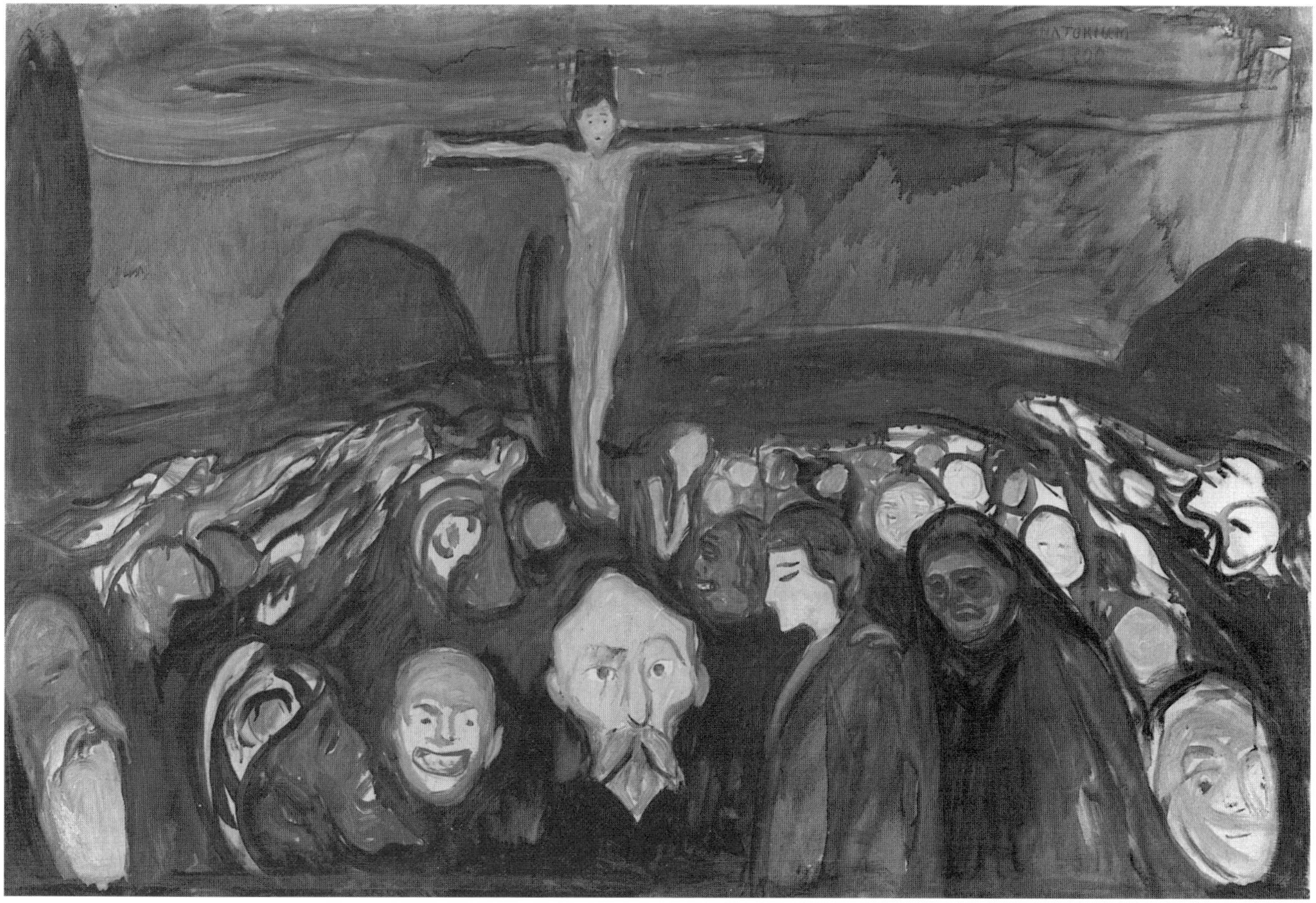

16 Edvard Munch: Golgatha (1900)

III

Abschied von der Tradition in Kunst und Theologie – Aufbruch in eine neue Wirklichkeit

Im Wandel der Zeit ist immer wieder in vielen Variationen das Bild des gleichen Christus gestaltet worden: der schöne Christus, der Auferstandene, der Gekreuzigte oder der Verspottete. Doch erst das 20. Jahrhundert hat in reichster Variation das unauslotbare Bild dieses Jesus Christus geschaffen. Die Vielfalt der Versuche spiegelt die große Sehnsucht, das Verlangen nach einem Halt in einer haltlos gewordenen Welt wider. Unzählige Künstler haben das Bild Jesu gestaltet: von Ensor bis Beuys; Hans Arp ebenso wie Lovis Corinth, Ernst Barlach, Max Beckmann, Constantin Brancusi, Marc Chagall, Max Ernst, Alexej Jawlensky, Alfred Kubin, Kasimir Malewitsch, Mark Rothko, Georges Rouault, Louis Soutter, Fritz Wotruba und viele, viele andere. Sie alle haben versucht, das Christusbild mit den Erfahrungen und Sehnsüchten dieses Jahrhunderts zu verbinden.

Karin Thomas nennt als das Entscheidende beim Durchbruch zur modernen Kunst den Abschied vom »traditionellen Ideal des harmonisch-kulinarischen Formzusammenklangs«[11]. Inhaltlich läßt sich sagen, daß die Kunst sich in der Tendenz dabei sehr stark auf die Fragen und Formen der Suche nach dem Bild des Menschen in unserer Zeit orientiert hat. In immer neuen Aufbrüchen findet sie zunehmend zu dem ihr wichtigsten Thema: dem Menschen und seinen Bedrohungen in der Kultur der Moderne. Expressionismus, Futurismus, Dadaismus, Surrealismus, Realismus, das sind nur einige Stichworte auf der Suche nach neuen Wegen. Gleichzeitig setzen sich zahlreiche Künstler mit den Ergebnissen der Psychologie, der politischen Kritik und anderer theoretischer Strömungen auseinander. Sie nehmen teil an der Erforschung und Gestaltung der Welt und ihrer Wahrnehmung. Um es mit Hermann Kern zu formulieren, – Kunst versteht sich »als Erforschung der primären, inneren Wirklichkeit, oder besser, Erforschung und Weiterentwicklung unserer Mittel zur Wirklichkeitsgestaltung«[12]. Die Kunst tritt dabei vielfach in den Kreis der kritischen Intelligenz, die sich engagiert mit der politischen Entwicklung auseinandersetzt. Ihren Mitteln entsprechend übernimmt sie dabei weitgehend den Part des demonstrativen Vorzeigens, der Anklage, des Schockierens und der Enttabuisierung.

Auch die Theologie fand am Anfang dieses Jahrhundert zu einem neuen Aufbruch. Wußte noch die Kirche bis ins 18. Jahrhundert hinein eine rege kulturelle Tätigkeit zu entfalten, so zieht sie sich im 19. Jahrhundert mehr und mehr auf Theologie und Philosophie zurück. An zahlreichen wissenschaftlichen, kulturellen und technischen Neuerungen des 19. Jahrhunderts ist die Kirche nicht mehr beteiligt. Auch die soziale Entwicklung geht weitgehend an ihr vorbei. Doch sucht sie dann durch eine innere Reformbewegung zwischen 1875 und 1914, gefolgt von den Erneuerungen in der Zwischenkriegszeit und in den ersten Jahren nach dem Zweiten Weltkrieg, Anschluß an die geistigen Bewegungen in der profanen Kultur zu finden. Dieses Bemühen gipfelt für die katholische Kirche im Zweiten Vatikanischen Konzil. Hier findet die Kirche zu einem neuen Selbstverständnis und begreift sich nun vor allem als

das Volk Gottes. Theologie und Pastoral versuchen zugleich weltweit, den Menschen und die menschliche Wirklichkeit theologisch zu bedenken.
Eine entscheidende Rolle fällt dabei der Christologie zu. Zahlreich sind die Versuche, die Gestalt Jesu von Nazareth tiefer und aktueller zu verstehen und seine Bedeutung für den Menschen von heute zu erschließen. Die Vielfalt der Entwürfe ist an die Einheit des gemeinsamen Suchens zurückgebunden. Seit dem Zweiten Vatikanischen Konzil hat die Theologie eine neue Sensibilität für die »Zeichen der Zeit« entfaltet, die es im Sinne der Pastoralen Konstitution »Über die Kirche in der Welt von heute« zu erforschen und im Lichte des Evangeliums zu deuten gelte.
Dabei ist es vor allem das Grundanliegen in der Christologie etwa Karl Rahners, das Christus-Geheimnis in einer von den »Zeichen der Zeit« verantwortbaren Weise innerlich zu erhellen und zu rechtfertigen, nämlich daß Gott als Mensch geboren wurde, und daß dieser menschgewordene Gott der konkrete Jesus Christus ist. Rahner versucht dies im Rahmen seiner transzendentalen Christologie, indem er einerseits die innere Bedingung der Möglichkeit für die Erscheinung und Selbstaussage Gottes und des Menschen aufweist und dabei herausstellt, wie sich der Mensch praktisch und tatsächlich zu dieser inneren Möglichkeit verhält. Und er versteht dies andererseits, indem er die Spuren nachzeichnet, auf denen der Mensch »ausschaut« und »auslangt« nach dem Gott, der sich leibhaftig geschichtlich dem Menschen zuwendet[13].
Als ein solches »Ausschauen« und »Auslangen« nach Gott läßt sich in vielen Formen das Christusbild der zeitgenössischen Kunst in eine These bringen. Dabei fixiert die Kunst vor allem den Zielpunkt der Inkarnation, die sich zugleich als des Menschen Befreiung darstellt. Das Christusbild zeigt den menschgewordenen, solidarisch mitleidenden Bruder. Es ist das Bild dessen, der »in allem uns gleich« geworden ist »außer der Sünde«. Es ist der Mensch, dessen Antlitz die Spuren des Leidens, der Angst, der Einsamkeit, der Widersprüche, der Entfremdungen zeigt. Es ist aber auch der Mensch, in dessen Antlitz sich die Verheißungen des Kommenden, der aufgehobenen Widersprüche sichtbar machen.
Das Christusbild gehört darum heute sehr eng zum Menschenbild, und das Menschenbild weist gerade in unserer gegenwärtigen Gesellschaft Konturen des Christusbildes auf. Christusbild und Menschenbild gehören zusammen. Und weil sich hier wichtige existentielle Themen berühren, bietet sich auch die Chance, daß sich in diesem Thema zwei kulturelle Bereiche treffen, deren Verhältnis zueinander in der Neuzeit zerbrochen ist, nämlich Kunst und Theologie. Es würde den vorgegebenen Rahmen sprengen, das Thema auch nur annähernd erschöpfend behandeln zu wollen. Aus diesem Grund werden nur einige Beispiele, stellvertretend für eine Fülle anderer, angesprochen: Emil Nolde, Lovis Corinth, Georges Rouault, Alexej Jawlensky, Max Beckmann, Otto Dix und George Grosz, Franz Wilhelm Seiwert, Francis Bacon, Barnett Newman und Mark Rothko.

IV

Christusbilder vor 1945

1. Von der Vision bis zur Konkretion des Christusbildes im Bild des Menschen

Maler wie Vincent van Gogh, James Ensor und Edvard Munch sind Wegbereiter dafür gewesen, daß die impressionistische Technik expressionistisch umgewertet werden konnte. Der Impuls, der von ihnen ausging, ist in verschiedenen künstlerischen Zentren aufgenommen und verstärkt worden. Ein Prozeß der Lösung von der traditionellen Malerei ist damit eingeleitet worden. Trotz der gemeinsamen Basis ist es schwierig, die Malerei zwischen 1905 und 1920 mit dem Etikett Expressionismus begrifflich zu fassen; denn ein einheitlich expressionistischer Stil fehlt. Aber auch die theoretischen Äußerungen gehen weit auseinander. Vergleichen wir nur die beiden Künstlergruppen »Die Brücke« und »Der Blaue Reiter« miteinander. Beide gehen von der reinen Farbe aus. Aber die Mitglieder der »Brücke« verzichten nie auf den Gegenstand. Sie führen ihn in leuchtenden Farben flächig aus und deformieren ihn, um so die Ausdruckskraft zu steigern. »Der Blaue Reiter«, also der Kreis um Kandinsky, zielt im Gegensatz dazu auf die Befreiung des Bildes vom Gegenstand. Für diese Gruppe sind die reinen Farbformen nicht Steigerung der Expression, sondern Ausdruck von Emotionen und Empfindungen des Künstlers, die er beim Anblick eines bestimmten Gegenstandes hat. Das, was da in seiner »Seele« ausgelöst wird, der »Seelenklang«, nimmt als Farbe, Form und Rhythmus im Bild Gestalt an.

Trotz aller Verschiedenheiten und sogar unvereinbar erscheinender Gegensätze findet sich im Expressionismus ein gemeinsamer Nenner: in der ungehemmten und gefühlsgeladenen Selbstentäußerung. Die Emotionen reichen von optimistischer Lebensbejahung bis zur tiefen Klage über Leiden und Widersprüche der damaligen Gegenwart. Der Expressionismus zeigt sich, zumindest in einem wesentlichen Komplex, als eine Bewegung des Protestes vor allem der Jugend gegenüber den Werten der Gesellschaft.

Ernst Ludwig Kirchner hat 1906 das von ihm verfaßte Programm der »Brücke« in Holz geschnitten:

»Mit dem Glauben an Entwicklung, an eine neue Generation der Schaffenden wie der Genießenden, rufen wir alle Jugend zusammen und als Jugend, die die Zukunft trägt, wollen wir uns Arm- und Lebensfreiheit verschaffen gegenüber den wohlangesessenen älteren Kräften. Jeder gehört zu uns, der unmittelbar und unverfälscht das wiedergibt, was ihn zum Schaffen drängt.«[14]

Diese gesellschaftskritische Position vertritt sechs Jahre später auch Franz Marc für den »Blauen Reiter«, wenn er äußert:

»In unserer Epoche des großen Kampfes um die neue Kunst streiten wir als Wilde, nicht Organisierte gegen eine alte, organisierte Macht!«[15]

Und zur Zeit der revolutionären Ereignisse 1918/1919 entdecken zahlreiche Künstler ein gemeinsames Bewußtsein für ihre gesellschaftliche Verantwortung. In einem Aufruf an alle Künstler schreibt Max Pechstein 1919 in Berlin:

»Kunst ist keine Spielerei, sondern Pflicht dem Volke gegenüber. Sie ist eine öffentliche Angelegenheit. ... Das Reich der schaffenden Phantasie ersetzt uns die veralteten Dogmen der verschiedenen Religionen, bringt uns Gott im Schaffen näher, als es die auf Befriedigung kindlicher natürlicher Phantasie gerichtete katholische Religion (siehe Schutzpatron für Feuer, Wasser, sonstige Not) oder die sich an die

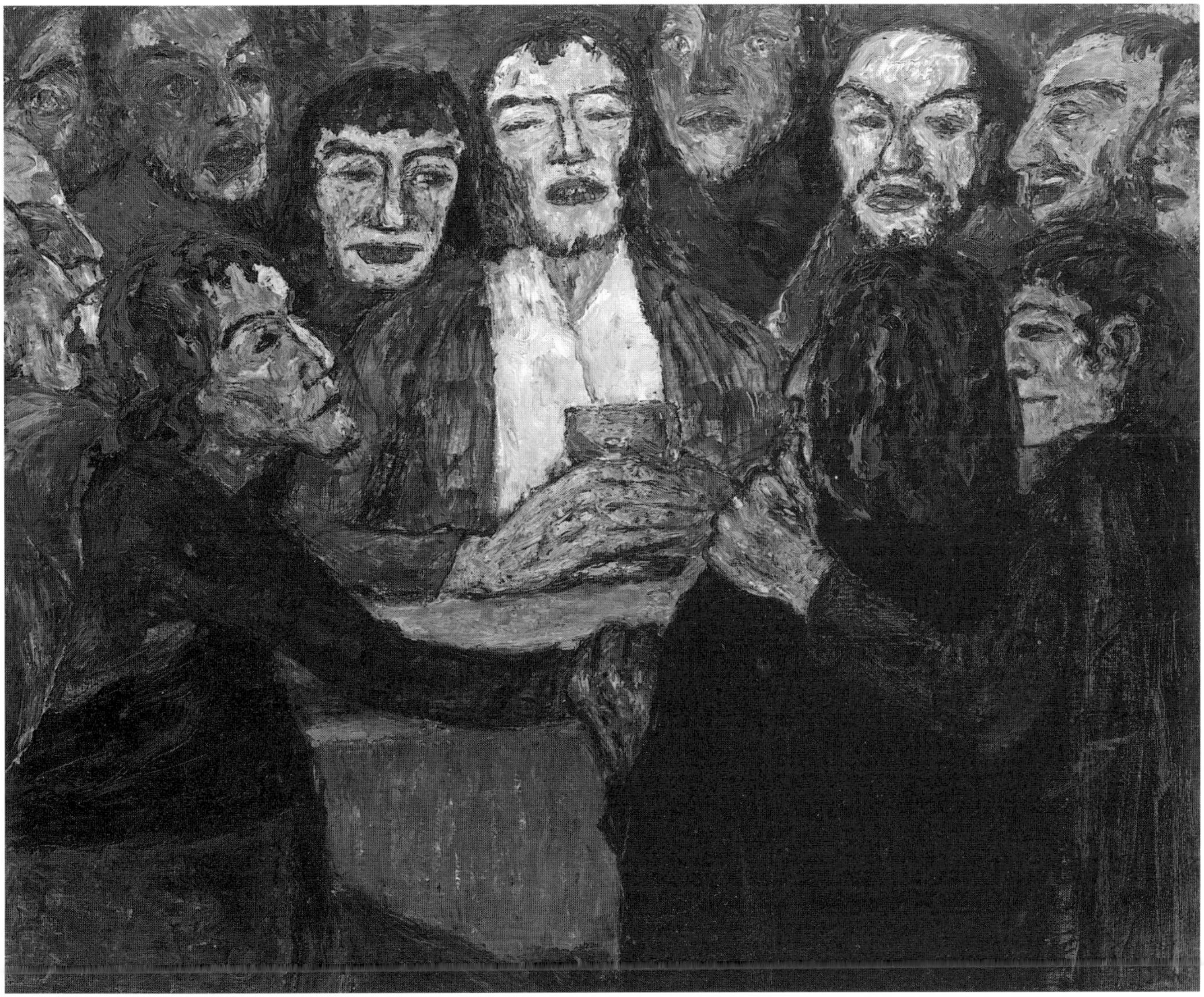

17 Emil Nolde: Abendmahl (1909)

Vernunft wendende evangelische Religion tun könnte.«[16]

Wenn man diese wenigen Aussagen als Spiegel der Zeit nimmt, dann wird unmittelbar deutlich, welche Schwierigkeiten bestehen müssen, ein Christusbild zu formulieren. Lösung vom Gegenständlichen, Farbe als Ausdruck von Gefühlswerten, gesellschaftliche Anliegen – das bewegt die Künstler zu Beginn des 20. Jahrhunderts. So stellt sich die Frage, inwiefern diese Probleme Eingang in die Gestaltung des Christusbildes gefunden haben.

Emil Nolde (Abb. 17)

Emil Nolde ist einer derer, die eine Vielzahl religiöser Bilder, darunter auch Christusbilder, gemalt haben. Mit dem »Abendmahl« und »Pfingsten«, beide 1909 entstanden, gestaltet er in der Bildtradition der Renaissance. Und gleichzeitig geht er weit darüber hinaus, und zwar durch seine ganz besondere Farbigkeit. Gelb und Rot flammen im Bild auf, Blau und Grün kommen gleichermaßen bestimmend hinzu. So entsteht eine geradezu bedrängende Präsenz der ins Bild gesetzten Gestalten. Sie erscheinen in einer visionären Wirklichkeit, die nichts mit der irdischen Realität in Vergangenheit oder Gegenwart zu tun hat.

Neben den spannungsreich gesetzten intensiven Farben Noldes bestimmen seine eigentümlichen Physiognomien das Bild. Sie wurden ihm als jüdische Typen übelgenommen, auch im Christusbild, welches ein scharfkantiges Gesicht mit langer Nase und schmalen Augen zeigt. Diese Kennzeichen sind bereits in der mittelalterlichen Bildsprache vorgegeben, und dennoch gewinnt die Gestalt eine neue Intensität. Entscheidend dafür sind die Veränderungen gegenüber dem Gewohnten: flammend rotes Haar, leuchtend hellblaue, irritierende Augen und ein ganz besonderes Licht. Durch seine Farbigkeit erreicht Nolde eine Verfremdung überkommener Bildmuster. Er läßt sie neu erscheinen, auch wenn sich an der Darstellung des Abendmahls, der Kreuzigung, des Pfingstfests oder anderer bekannter Szenen nichts geändert hat. Er selbst schreibt:

»Einem unwiderstehlichen Verlangen nach Darstellung von tiefer Geistigkeit, Religion und Innigkeit war ich gefolgt, doch ohne viel Wollen und Wissen oder Überlegung. Einige Apostelköpfe nur und einen Christuskopf hatte ich vorher hingezeichnet. – Fast erschrocken stand ich vor dem aufgezeichneten Werk, um mich gar kein Vorbild der Natur, und nun sollte ich malen das geheimnisvollste, tiefinnerlichste Geschehnis der christlichen Religion! Christus mit heilig verklärtem, ganz nach innen gekehrtem Ausdruck, zu beiden Seiten und vor ihm sitzend tiefbewegt der Kranz seiner Jünger. Ich malte und malte, kaum wissend, ob es Tag oder Nacht sei, ob ich Mensch oder Maler nur war. Beim Schlafengehen sah ich das Bild, in den Nachtstunden sah ich es, und beim Erwachen stand es vor mir. Ich malte glücklich. Das Bild wurde fertig. Das Abendmahl.«[17]

Was Nolde darstellen wollte, wenn er an religiöse Themen heranging, waren »Geistigkeit, Religion und Innigkeit«, etwas Geheimnisvolles, Tiefinnerliches. Das Wahrscheinliche und Denkbare eines historischen Ereignisses widerzugeben, lag ihm fern. Als Maler, als Mensch ist er betroffen von dem, was er in Form und Farbe umsetzt. Und diese Betroffenheit zeigt sich im Bild.; denn das Geschehen wird nicht aus der Distanz geschildert, sondern der Betrachter rückt nahe an die Dargestellten heran. Er kommt so hautnah mit ihnen in Berührung, daß er sozusagen den Überblick verliert: die Szene, ja sogar die einzelnen Personen werden optisch angeschnitten, erscheinen nur im Ausschnitt. Hinzu kommt die besondere Farbigkeit, welche das Dargestellte aus dem Bereich naturgetreuer Abbildhaftigkeit löst und in ein Feld ausdrucksstarker Formulierungen gefühlsbetonter Frömmigkeit überführt.

Lovis Corinth (Abb. 20)

Im Jahre 1925, wenige Wochen vor seinem Tod, zeichnet Lovis Corinth ein Selbstbildnis als Schmerzensmann. Er schreibt auf das Blatt: O Haupt voll Blut und Wunden, voll Schmerz und voller Hohn!
Die Verbindung zwischen leidendem Christus und Künstler ruft in Erinnerung, daß Corinth 1911 einen Schlaganfall erlitten hat, der ihm starke körperliche Einschränkungen verursachte. Insbesondere in den letzten Jahren seines Lebens ist es dem Maler oft nur unter Aufbietung größter Willenskraft gelungen, seine Hände so unter Kontrolle zu bringen, daß er malen konnte. In diesem Zusammenhang scheint die Parallelsetzung des eigenen Leidens mit dem Leiden Christi einleuchtend. Gleichzeitig steht Corinth durch die Selbstidentifikation Künstler – Christus in der Tradition des 19. Jahrhunderts. Denken wir nur an die Bilder von Ensor und Munch, die in der christlichen Thematik des leidenden Christus ihr eigenes Ausgestoßensein aus der Gesellschaft thematisieren.
Corinth hat sich neben seinen Bildern prallen Lebens mehrfach mit dem Christusthema auseinandergesetzt, zunächst auf traditionelle Weise. So zeigt »Das große Martyrium« von 1907 auf naturalistische Weise eine Kreuzigungsszene. Der Körper Christi ist, nach Studien am lebenden Modell, anatomisch richtig und wirklichkeitsgetreu dargestellt. Ganz anders ist die Auffassung 1922, im »Roten Christus«. Das Kreuz selbst, welches in der älteren Variante noch deutlich sichtbar aus Baumstämmen mit Astansätzen besteht, ist kaum noch zu erahnen. Statt dessen ist der Körper des Gekreuzigten über die gesamte Bildfläche ausgespannt, sprengt sie sogar: die Hände sind vom Bildrand überschnitten. Dadurch wird die Christusgestalt direkt und ohne räumliche Distanz vor den Betrachter gerückt. Diese räumliche Unmittelbarkeit wird durch Malweise und Farbwahl verstärkt. Physiognomie und anatomische Details sind unwichtig geworden. An ihre Stelle tritt die Expression auf malerischer Ebene. Da ist zunächst die Farbe: blutrot strahlt die Sonne, rot ist der Horizont, rot die Erde. Davor spannt sich der mit Weiß gehöhte Körper, unregelmäßig mit leuchtend roten Strichen bedeckt. Hinzu kommt die Art des Farbauftrags: Insbesondere auf dem Körper ist die Farbe so dick und krustig aufgetragen, daß sich eine bewegte Oberflächenstruktur ergibt. Beides zusammengenommen, die aggressive Farbigkeit und die aufgerissene Bildoberfläche, verstärkt das literarische Thema. Das Rot wird in der Vorstellung des Betrachters zu Blut, die Aufgerissenheit der Farbfläche zu einem erfahrbar aufgerissenen, blutigen Körper. Im Augenblick der Darstellung angestochen wie ein Schlachtvieh, verspritzt er in drastischer Weise sein Blut aus der Seitenwunde. »Der rote Christus« Corinths führt in seiner Zeit den geschundenen Leib, körperlich leidende Kreatur künstlerisch unvergleichlich vor Augen. Die ganze Brutalität, die sich mit der Tötung des Jesus von Nazareth verbindet, wird unmittelbar sinnlich erfahrbar. Daß eine so aufwühlende Darstellung möglich wird, ist sicher nicht unabhängig von den eigenen Erfahrungen des Künstlers: Sein persönliches körperliches Leiden, aber auch die schrecklichen Auswirkungen des 1. Weltkrieges mögen zur drastischen Sicht des Geschehens beigetragen haben.

Georges Rouault (Abb. 18)

Ganz anders verarbeitet Georges Rouault das Erlebnis des Krieges. 1918 beginnt er eine Folge von Radierungen, die zwar 1927 beendet ist, aber erst 1948 erscheinen kann. Ursprünglich sollten die 58 Radierungen in zwei Bänden erscheinen, deren erster den Titel »Miserere« und deren zweiter den Titel »Guerre« führen sollte. Themen sind Tod und Elend, individuelles Leiden übergeführt in die

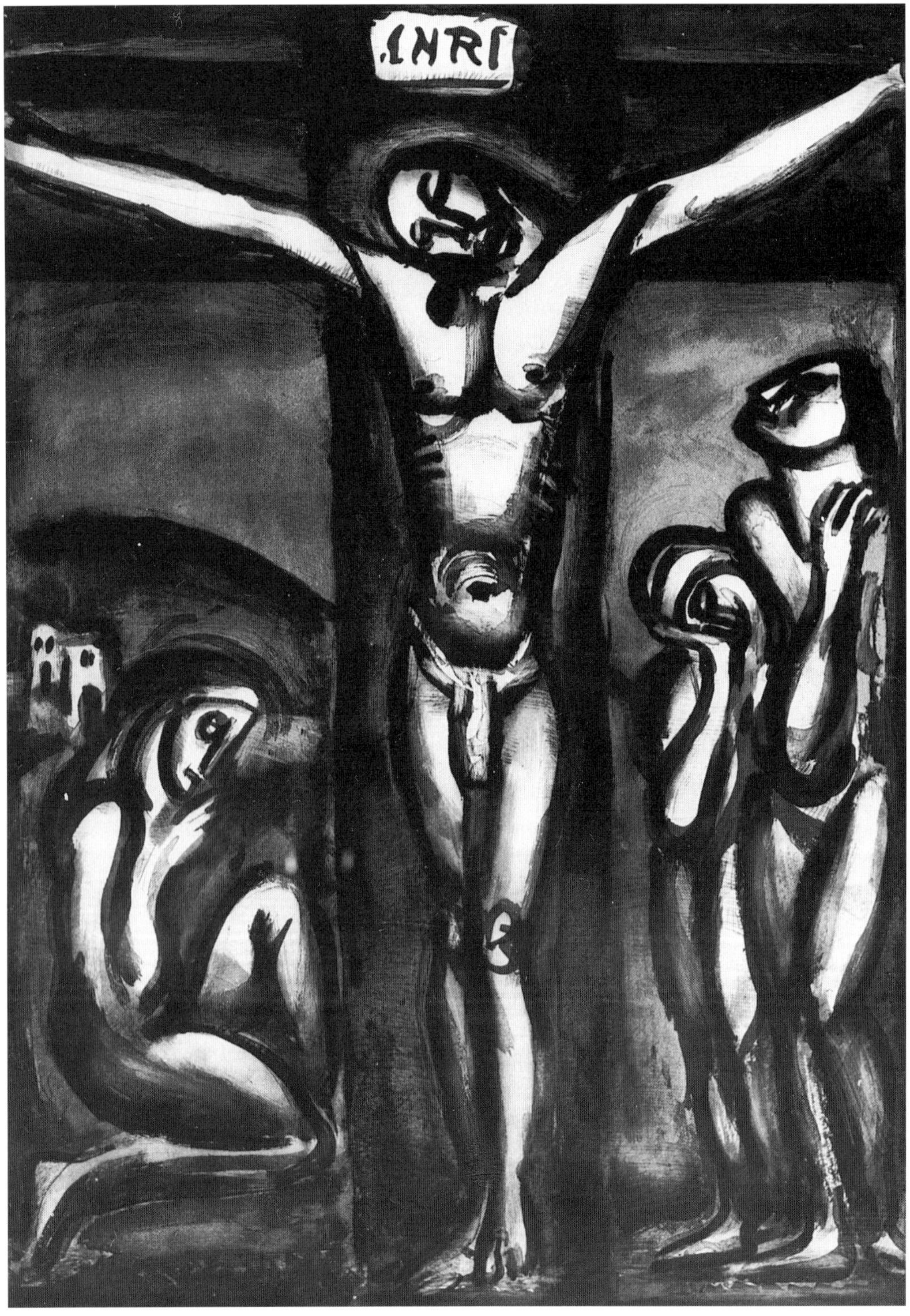

18 Georges Rouault: Kreuzigung (1918/1927)

christliche Thematik der Passion Christi. Unabhängig davon, ob Rouault soziales Leid oder das Leid des Krieges anspricht, er bindet es in biblische Szenen ein, die Christi Verspottung, Leiden und Tod, aber auch Erlösung und Überwindung des Bösen durch sein Leiden und seine Auferstehung zum Inhalt haben. Die vom Maler den Bildern beigegebenen Texte lassen keinen Zweifel daran, was er auszudrücken sucht: daß sich im Leiden jedes Menschen das Leiden Christi täglich wiederholt, daß der Leidende aber auch in seine Erlösung miteingeschlossen sei. Rouault ist unter den Malern des 20. Jahrhunderts ein Einzelgänger. Seine starke religiöse Bindung führt dazu, daß inhaltliche Elemente in seinen Bildern immer Vorrang vor formalen Aspekten haben. So erinnern seine Darstellungen stark an mittelalterliche Glasmalereien. Sie nehmen bekannte Typen, wie den Schmerzensmann oder die Vera Icon, wieder auf. Und dennoch sind seine Themen auf ihre Weise revolutionär: Rouault findet über die Auseinandersetzung und Begegnung mit der Erneuerungsbewegung der Renouveau Catholique zum Glauben an das Erbarmen Gottes der sozialen Unterschicht gegenüber. So ist es ihm möglich, neben Clowns, Richtern, Königen, Freudenmädchen, Angehörigen der besseren Gesellschaft oder Soldaten im gleichen Atemzug Christus zu nennen, wie es in »Miserere et Guerre« geschehen ist. Die Gemeinsamkeit, in die auch der Künstler sich einschließt, besteht im Schmerz und in der Hoffnung auf Erlösung. So bekennt der Maler in einem Brief an seinen engen Freund Marguiller: »Ich glaube an Gott, ich glaube auch, daß er mir da heraushelfen wird...Ich vergehe unter der Wucht meiner Schmerzen und vielleicht, in aller Bescheidenheit, unter den Schmerzen der anderen.«[18]

Die Christusbilder Rouaults haben also zwei Dimensionen: eine aufrührerische und eine traditionelle. Die Darstellung Christi bleibt an die überlieferten Motive gebunden. Die künstlerische Ausführung läßt einerseits an mittelalterliche Glasmalerei denken, andererseits aber auch an die Farbigkeit der Symbolisten. Aus dem Dunkel mystisch erglühende Farben, der Gegensatz von Licht und Dunkel, von schwarzem Kontur und leuchtender Farbfläche macht die optische Intensität der Malerei aus. Das Neue der Christusbilder Rouaults liegt auf einer anderen Ebene, in der Verschmelzung von Christus und sozialer Randexistenz. In seinen Radierungen ist Christus Mensch geworden, Bruder und Mitleidender, aber auch Tröster und Retter.

Alexej Jawlensky (Abb. 21)

Im Jahre 1912 schreibt Franz Marc im Almanach »Der blaue Reiter«:

»Die ersten und einzigen ernsthaften Vertreter der neuen Ideen waren in München zwei Russen, die seit vielen Jahren hier lebten und in aller Stille wirkten, bis sich ihnen einige Deutsche anschlossen.«

Gemeint ist unter anderem Alexej Jawlensky. Marc umreißt auch die neuen Ideen, von denen er spricht:

»Man begriff, daß es sich in der Kunst um die tiefsten Dinge handelt, daß die Erneuerung nicht formal sein darf, sondern eine Neugeburt des Denkens ist. Die Mystik erwachte in den Seelen und mit ihr uralte Elemente der Kunst.«

Mit diesen Sätzen trifft er Wesentliches in der Malerei Jawlenskys, der sich von Anfang an der Farbe verschreibt. Sie ist ihm Spiegel seelischer Stimmungen, Hinweis auf Leidenschaft.

Nachdem Jawlensky in Paris die »Fauves« kennengelernt hatte, entstanden die ausdrucksstarken, intensiv farbigen Köpfe, welche die Gefühlswelt von Maler und Modell spiegeln. Unmittelbar danach, 1913, setzt ein Wandel ein, der das gesamte zukünftige Werk prägen wird. Der Maler findet sein wesentliches Thema: das Gesicht, geprägt durch das Kreuz aus der Waagerechten der Augen und der Senkrechten der Nasenlinie. Seit 1917 hat es ihn nie wieder losgelassen. Aber das Expressive, das noch fünf Jahre zuvor seine Köpfe bestimmt hatte, weicht nun stiller Kontemplation. Der Abstand zur realen Abbildung eines menschlichen Gesichtes wird immer größer. Und je größer er wird, desto mehr öffnet sich das Gesicht für die Meditation des Betrachters und um so deutlicher tritt die Religiosität des Malers zutage. Sie dokumentiert sich auch in der Formulierung der Bildtitel wie »Heilandsgesichte«, »Dornenkrone«, »Schwarzes Schauen« oder »Stilles Leuchten«. – Selbst als Jawlensky kaum noch in der Lage war, den Pinsel zu führen – er tat es trotzdem, mit beiden Händen, unter großen Schmerzen –, malte er unzählige »Meditationen«. Es sind abstrakte kleine Köpfe, deren Grundgerüst auch weiterhin in der Kreuzform besteht.

Der Maler schreibt in einem Brief an Willibrord Verkade:

»Einige Jahre malte ich diese Variationen (Variationen über ein landschaftliches Thema; Anmerkung der Verfasser), und dann war mir notwendig, eine Form für das Gesicht zu finden, da ich verstanden hatte, daß die große Kunst nur mit religiösem Gefühl gemalt werden soll. Und das konnte ich nur in das menschliche Antlitz bringen. Ich verstand, daß der Künstler mit seiner Kunst durch Formen und Farben sagen muß, was in ihm Göttliches ist. Darum ist das Kunstwerk ein sichtbarer Gott, und die Kunst ist Sehnsucht zu Gott. Ich habe viele Jahre Gesichte gemalt... Mir war genug, wenn ich mich in mich selbst vertiefte, betete und meine Seele vorbereitete in einen religiösen Zustand. Ich habe viele, viele Gesichte gemalt... Sie sind sehr vollkommen in der Technik und strahlen große Geistigkeit aus.«[19]

Formal stehen die Gesichter Jawlenskys in der Tradition der Vera Icon oder auch der Ikone, die dem Maler als orthodoxem Christ ja vertraut gewesen ist. Und doch gehen die Gesichter weit über die bekannten Bildtypen hinaus. Ihr Anlaß ist nicht der Wunsch nach physiognomischer Vergewisserung. Das Malen selbst ist bereits Meditation und religiöse Schau, die künstlerische Form gewinnen. Sofern der Betrachter mit der christlichen Bildtradition vertraut ist oder zumindest die Einstellung des Künstlers zu seiner Arbeit kennt, wird er die auf das Wesentliche reduzierte Form in der Verbindung mit den entsprechenden Farben als Vision werten. Vor diesem Hintergrund wird auch die Transparenz der »Gesichte« auf das Christusbild hin deutlich.

Jawlensky, Rouault, Corinth und Nolde haben ihr Christusbild etwa in den ersten drei Jahrzehnten unseres Jahrhunderts entworfen. So sehr sie sich auch voneinander unterscheiden, – eines ist ihnen gemeinsam: Sie führen den Betrachter zu einer neuen, veränderten Sicht der Christusgestalt. Dies allerdings geschieht auf unterschiedlichen Wegen, die dennoch alle eine Form persönlicher Annäherung darstellen. Emil Nolde betont in der expressiven Farbigkeit das, was ihn selbst betroffen macht. Er rückt es in einen Bereich des Visionären. Georges Rouault läßt in der Christusgestalt den »Geringsten seiner Brüder« erkennen und im »Geringsten seiner Brüder« Christus. Lovis Corinth, durch die eigenen Schmerzen sensibel geworden, drängt diese Erfahrung schließlich auch dem Betrachter auf. Und Alexej Jawlensky versenkt sich in religiöse Betrachtung und formt seine »Gesichte«, das, was in seiner »Seele erklingt«. Die genannten Künstler formulieren ihre Christusbilder nicht allein aufgrund der literarischen Vorlage, sondern hauptsächlich aus persönlicher Auseinandersetzung und Betroffenheit. Insofern haben wir es mit nahezu privaten Christusbildern zu tun, die nicht auf repräsentative Funktionen und gesellschaftliche Relevanz hin angelegt sind.

2. Gesellschaftskritische Auseinandersetzung

Zwischen dem Ausbruch des ersten und zweiten Weltkrieges ist eine Anzahl von Christusbildern entstanden, in denen Maler mit formaler Härte die Gesellschaft ihrer Zeit analysieren. Es sind Bilder, die nichts mit der nahezu mystischen Versenkung eines Jawlensky in die Christusgestalt zu tun haben. Es muß überhaupt in Frage gestellt werden, ob das Anliegen der Künstler in einer Annäherung an Christus besteht. Diesen Versuch hat ja Rouault unternommen, indem er Exponenten der gesellschaftlichen Wirklichkeit seiner Zeit mit Jesus konfrontiert und ihn in den Zeitgenossen wiederzufinden trachtet.

Maler wie Max Beckmann, Otto Dix, George Grosz und Franz Wilhelm Seiwert, die dem Christentum etwas distanzierter gegenüberstehen, gehen einen anderen Weg. Sie setzen Christus als Idealfigur in die Aktualität und Brutalität der Kriegs- und Nachkriegszeit hinein und bauen so eine Spannung zwischen gesellschaftlichem Anspruch und Realität auf, die als kritische Anfrage oder gar Analyse verstanden werden muß.

Max Beckmann (Abb. 19)

Sicherlich ist das Erlebnis des ersten Weltkrieges für manchen Bildhauer und Maler ein Anstoß gewesen, ein Empfinden für die eigene soziale Verpflichtung als Künstler zu entwickeln. So geht Max Beckmann daran, die Wirklichkeit kritisch ins Bild einzuführen. Es ist die Wirklichkeit der sozialen Bezüge im städtischen Leben, die ihn interessiert. Er selbst schreibt: »Der Krieg geht ja nun seinem traurigen Ende zu. Er hat nichts von meiner Idee über das Leben geändert, er hat sie nur bestätigt. Wir gehen wohl einer schweren Zeit entgegen. Aber gerade jetzt habe ich fast noch mehr als vor dem Krieg das Bedürfnis, unter den Menschen zu bleiben. In der Stadt. Gerade hier ist jetzt unser Platz. Wir müssen teilnehmen an dem ganzen Elend, das kommen wird. Unser Herz und unsere Nerven müssen wir preisgeben dem schaurigen Schmerzensgeschrei der armen getäuschten Menschen. Gerade jetzt müssen wir uns den Menschen so nah wie möglich stellen. Das ist das einzige, was unsere eigentlich recht überflüssige und selbstsüchtige Existenz einigermaßen motivieren kann. Daß wir den Menschen ein Bild ihres Schicksals geben, und das kann man nur, wenn man sie liebt. Eigentlich ist es ja sinnlos, die Menschen, diesen Haufen von Egoismus (zu dem man selbst gehört), zu lieben. Ich tue es aber trotzdem. Ich liebe sie mit aller ihrer Kleinlichkeit und Banaliät. Mit ihrem Stumpfsinn und billiger Genügsamkeit und ihrem ach so seltenen Heldentum.«[20] Beckmanns Schauplatz ist die Stadt, seine selbstgestellte Aufgabe die Analyse menschlichen Schicksals. Vor diesem Hintergrund wird sich das Christusbild kaum in gewohnten Bahnen bewegen. 1917 malte Beckmann »Christus und die Sünderin« und eine »Kreuzabnahme«. In beiden Bildern spiegelt sich etwas von den Erfahrungen und Erlebnissen der Zeit. Unverhältnismäßig groß wird der tote Körper Jesu in der »Kreuzabnahme« dem Betrachter entgegengehalten. Erstarrt, sperrig, häßlich und unhandlich ist dieser Leichnam. Hier wird nicht – im Sinne des mittelalterlichen Andachtsbildes – der tote Christus zur Verehrung dargeboten, sondern hier ist Entsetzen und Abwehr vor diesem Mord der Gesellschaft an einem, der nicht egoistisch gewesen ist, thematisiert.

Auch die Szene mit der Sünderin nimmt die Gesellschaft ins Visier. Inmitten grimassierender und gestikulierender Ankläger steht Christus ruhig da und schirmt die Frau vor der aufgebrachten Menge ab. Die Wahl des Themas ist sicher wohlüberlegt; denn immer noch klagen die Exponenten der offiziellen

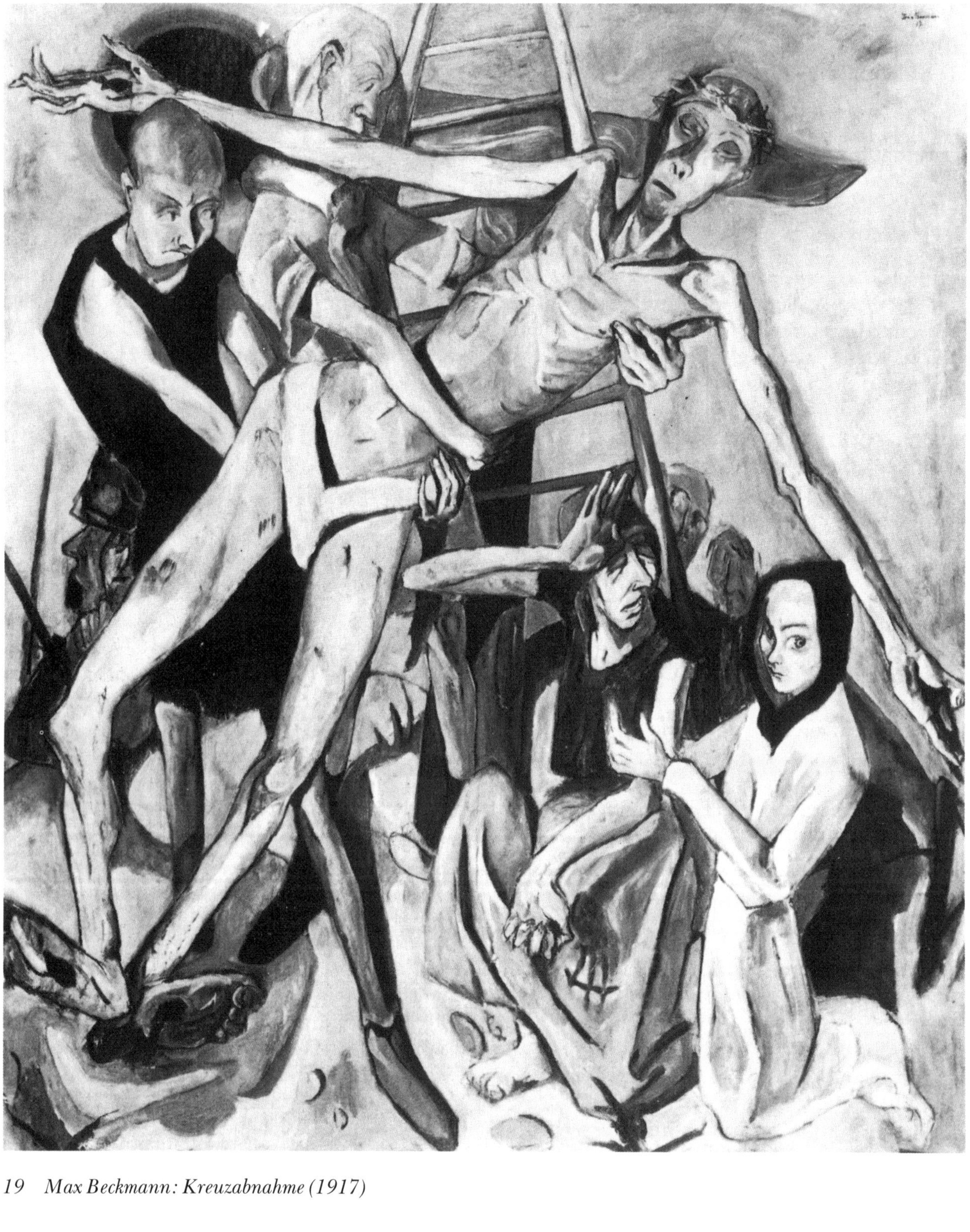

19 Max Beckmann: Kreuzabnahme (1917)

Moralvorstellungen das an, was sie im Verborgenen praktizieren. In diesen gesellschaftlichen Zusammenhängen kann man Beckmanns Christusbilder als Protestbilder sehen, weit entfernt von »einer gedankenlosen Imitation des Sichtbaren« und einer »sentimentalen Geschwulstmystik«. Er hat die Hoffnung, »einmal Gebäude zu machen zusammen mit meinen Bildern. Einen Turm zu bauen, in dem die Menschen all ihre Wut und Verzweiflung, all ihre arme Hoffnung, Freude und wilde Sehnsucht ausschreien können. Eine neue Kirche.«[21]

Otto Dix und George Grosz

Auch Otto Dix und George Grosz verschreiben sich der Gesellschaftskritik. Beide unterschreiben 1920/21 einen offenen Brief an die Novembergruppe, weil sie der Meinung sind, daß die ehemaligen »Kämpfer gegen Haß, Kämpfer gegen Revanche« zum reinen Ausstellungsverband geworden sind. Zusammen mit anderen fordern sie
»Mitglieder, die begreifen, daß heute die Kunst Protest gegen den bürgerlichen Schlafwandel und gegen die Verewigung der Ausbeutung und der Spießerindividualität ist«, und sie betonen ausdrücklich die gesellschaftliche Relevanz der Kunst: »Wir wissen, daß wir Ausdruck der revolutionären Kräfte, Instrument der Notwendigkeiten unserer Zeit und der Massen zu sein haben... Uns ist das Bekenntnis zur Revolution, zur neuen Gemeinschaft, kein Lippenbekenntnis, und so wollen wir mit unserer erkannten Aufgabe Ernst machen: mitzuarbeiten am Aufbau der neuen menschlichen Gemeinschaft, der Gemeinschaft der Werktätigen!«[22]
Zynismus und böser Spott sind ihre Mittel zu Kritik. Prompt gerät Grosz, der die Kirche ebenso wie Generäle, Politiker und Wirtschaftsbosse auf seiten der Mächtigen sieht und somit von Kritik nicht ausnimmt, selbst ins Kreuzfeuer. Er wird der Gotteslästerung angeklagt. Im Mittelpunkt des Prozesses, der sich von 1928 bis 1931 hinzieht, steht sein »Christus mit der Gasmaske«. »Maul halten und weiter dienen« hatte Grosz auf das Bild geschrieben. In der Verhandlung erklärt er den Hintergrund: Angeregt durch eine Episode des »braven Soldaten Schwejk« habe er sich vorgestellt, daß Christus jetzt kommen werde. Was würde geschehen? – Man würde ihn packen, ihm Stiefel und eine Gasmaske anziehen und ihn behandeln wie jeden anderen Menschen, ihn sozusagen vergewaltigen. Verstehen würde man ihn nicht.
Aus dem Gerichtsprotokoll geht ganz klar hervor, daß Christus hier als Exponent einer unverstandenen, macht- und gewaltlosen Haltung dient. Im Grunde jedoch ist das Christusbild des George Grosz nichts anderes als ein Bild des Protestes gegen die politische Realität der Zeit. Der Christus ist Chiffre einer bestimmten Geisteshaltung.

Franz Wilhelm Seiwert

Eine ähnliche gesellschaftskritische Position vertritt auch Franz W. Seiwert, der theoretische Kopf der »Kölner Progressiven«. Er vertritt seine Ansichten sowohl in Texten als auch in Bildern. Schaut man seinen »Christus im Ruhrgebiet« von 1922 an, dann zeigt sich ein großer formaler Unterschied zu den Arbeiten von Beckmann, Dix oder Grosz; Seiwert gehört nämlich zu den Konstruktivisten, die mit geometrischen Grundformen arbeiten. Vor die rechteckigen Flächen nächtlicher Hinterhoffassaden hat der Maler einen formal stark reduzierten, traurig blickenden Christus gestellt. Die Figur, von der Hüfte ab aufwärts gezeigt, nimmt fast die gesamte Mittelachse des Bildes ein. Neben ihr erscheint klein, wie eine Puppe, eine Figur mit Hakenkreuzemblem auf dem Stahlhelm. Über ihr sind Worte aus dem Neuen Testament in einem rechten Winkel ins Bild geschrieben »Was ihr dem geringsten meiner Brüder getan habt, das habt ihr mir getan.« Seiwert holt in seinem Bild mit der abgewandelten

Ecce-homo-Darstellung die christliche Ikonografie und gleichzeitig das Wort der Bibel in die Gegenwart, indem er beides mit der Ruhrgebietskulisse und dem Hakenkreuz konfrontiert. In seinen Bildern zeigt sich das, was er theoretisch immer wieder gefordert hat, unter anderem 1929 im ersten Heft der Zeitschrift »a bis z«:

»Wir erleben in der Malerei dasselbe, was wir in der Architektur um 1870 erlebten, es entstehen Bilder, die auf kaltem Wege von vergangenem, zu Ende gegangenem Kunstwollen abgeleitet sind. Bald werden Makartsträuße auf neu gearbeitet werden. Aber die Konsequenz der starrenden Fabrikschlote kann man zwar für einen Augenblick durch süßen Singsang bei den dazu Allzubereiten vergessen machen, aber man kann sie dadurch nicht abändern.

Für Deutschland, dem Land der hochentwickelten Industriekonzerne, ist die faszistische Romantik ein Unsinn.«[23]

Genau diese Position zeigt sich auch in Seiwerts Christusbild: nichts von der Romantik des 19. Jahrhunderts, nichts von der realistischen Ausdrucksweise seiner Zeit; denn: »Die Umbildung der Form ist genau so wichtig wie die Umbildung des Inhalts.«

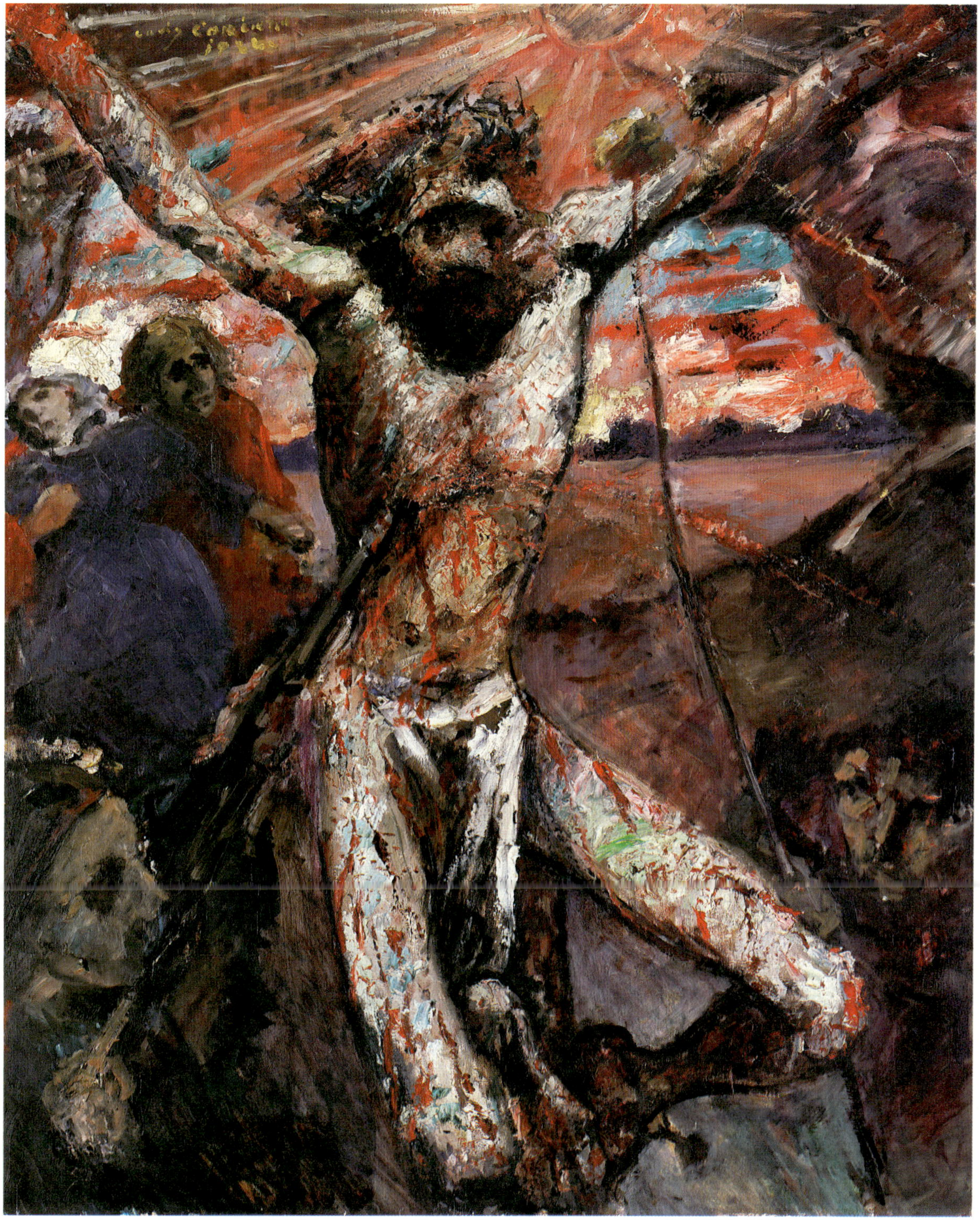

20 Lovis Corinth: Der rote Christus (1922)

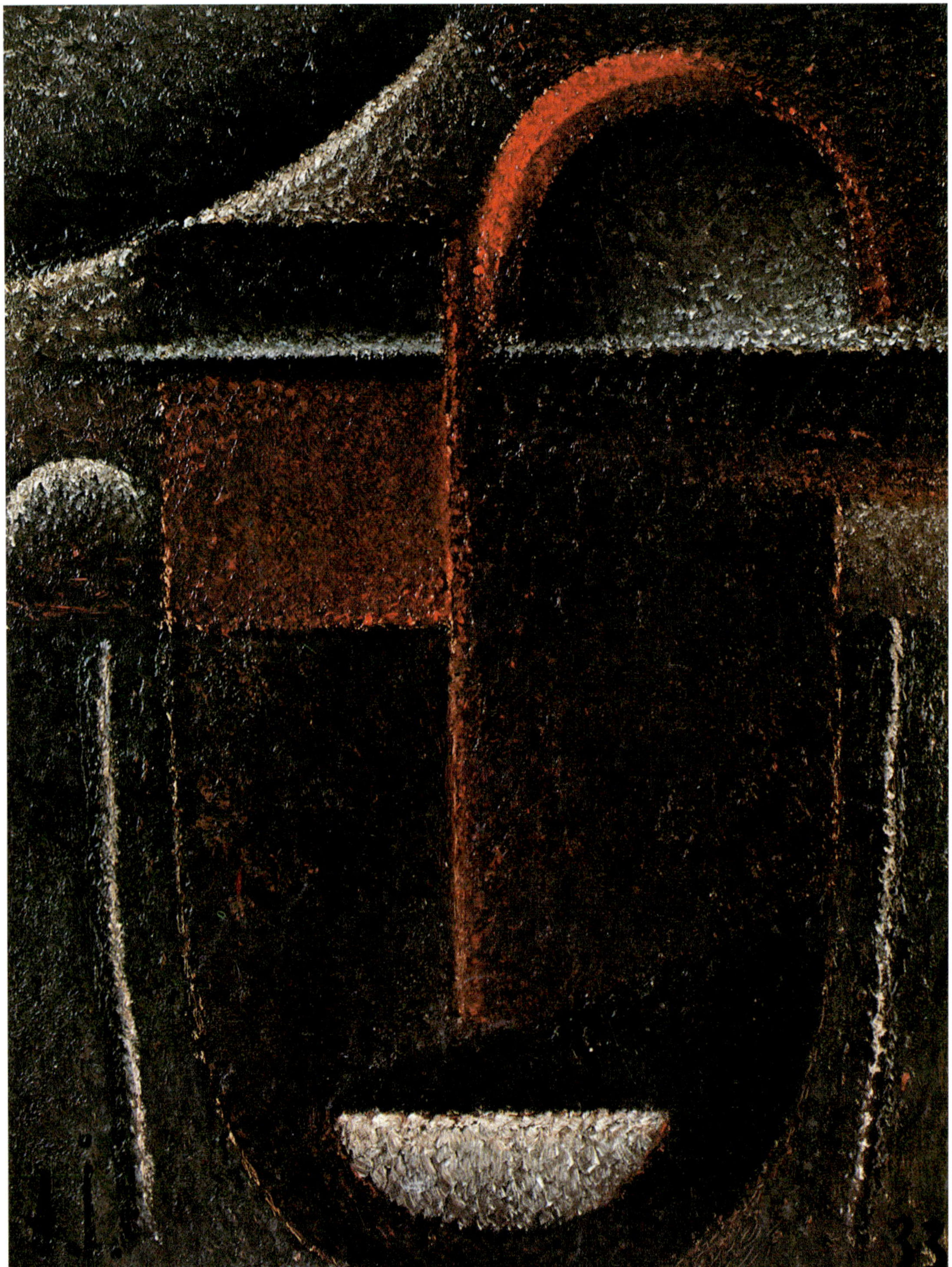

21 *Alexej Jawlensky: Schwarzes Schauen (1933)*

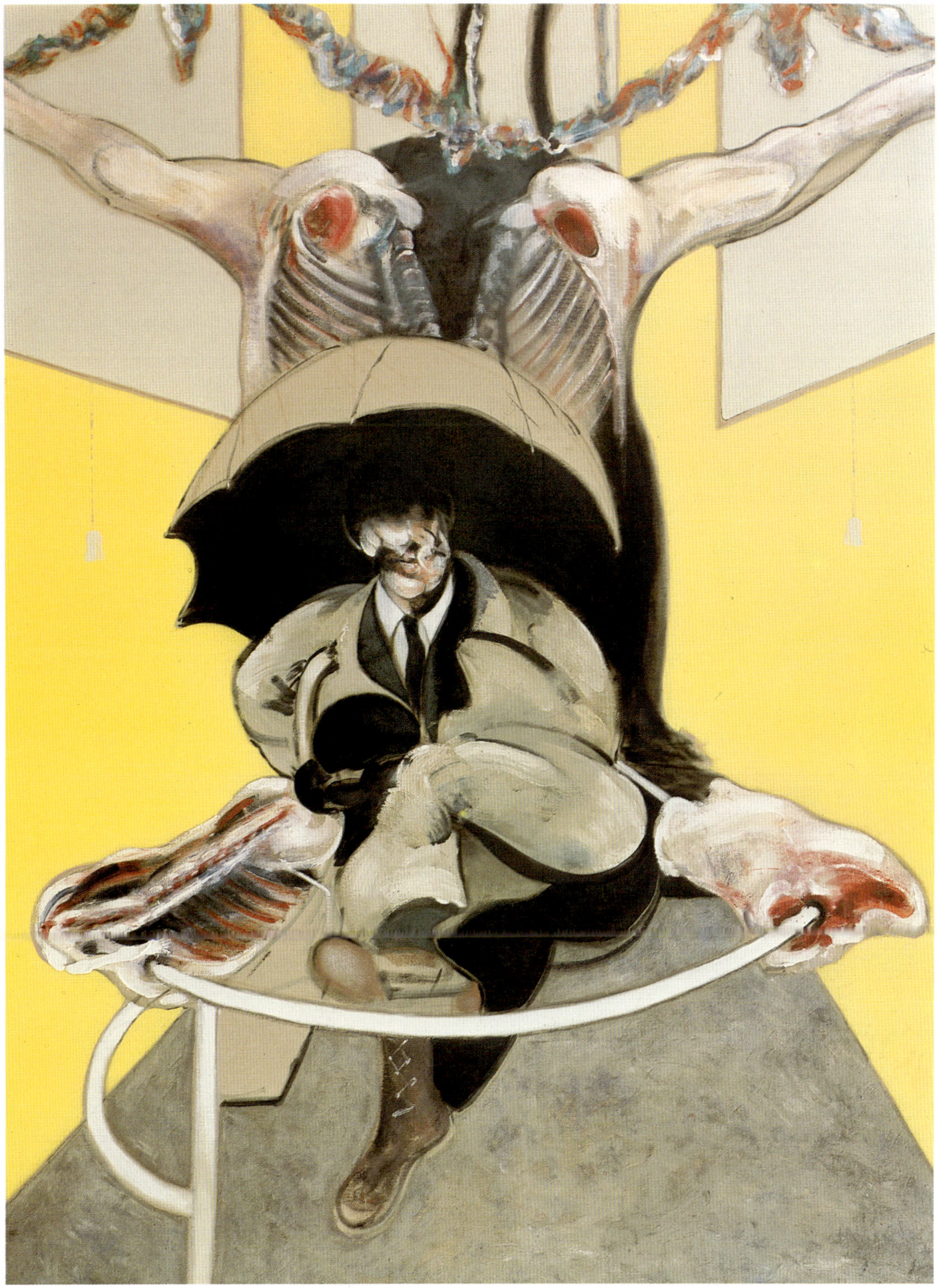

22 *Francis Bacon: Gemälde 1946, Zweite Fassung*

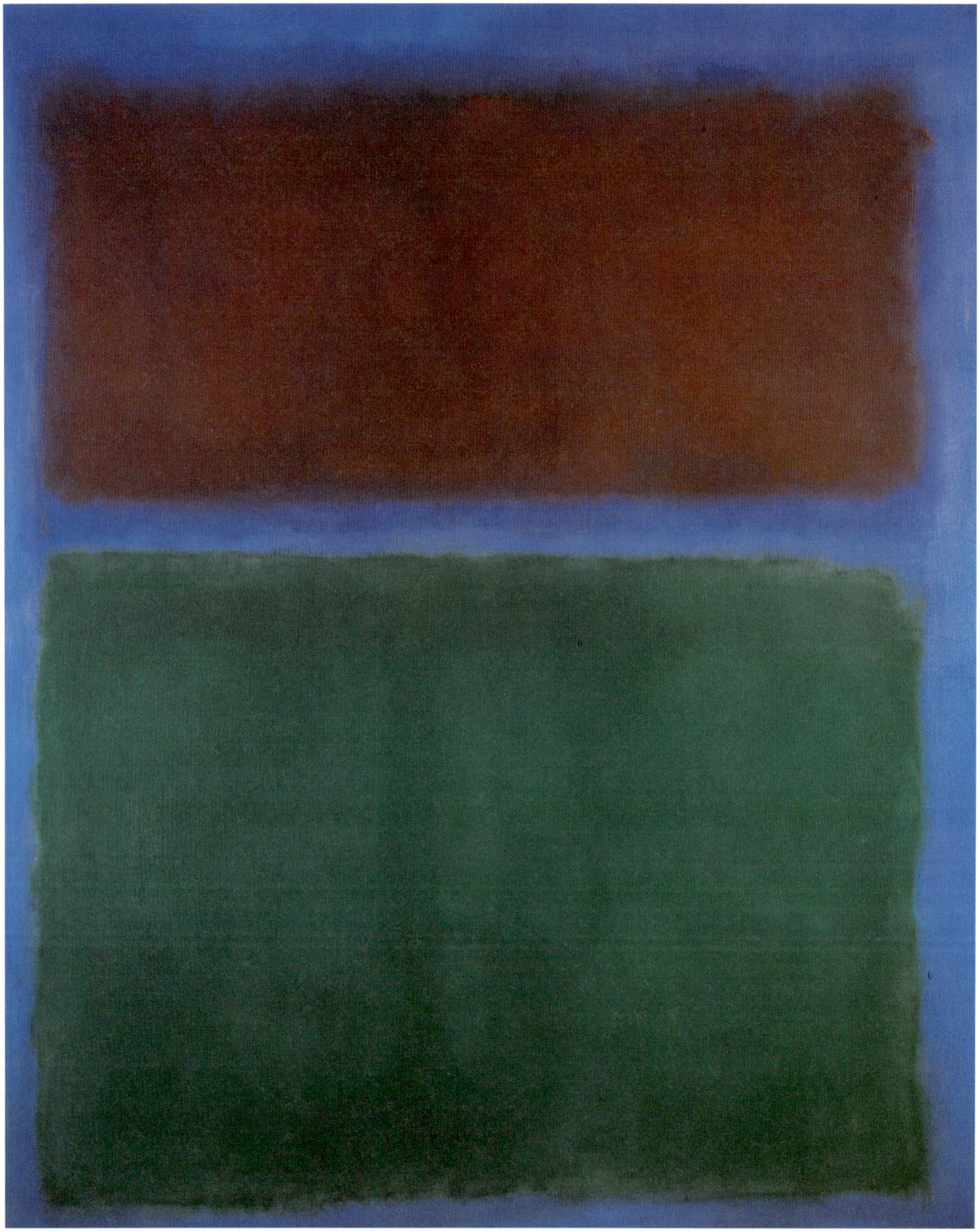

23 Mark Rothko: Erdbraun und Grün (1955)

V

Christusbilder nach 1945 – Figuration und Abstraktion

Die Zeit nach dem zweiten Weltkrieg hat, wie bereits die erste Jahrhunderthälfte, eine Vielzahl künstlerischer Strömungen hervorgebracht. Sie auch nur annähernd zu umreißen und auf das Christusbild hin abzufragen, würde unseren Rahmen sprengen. Deshalb beschränken wir uns darauf, die Vertreter zweier gegensätzlicher Richtungen in der neueren Kunst beispielhaft anzuführen. Auf der einen Seite stehen Maler wie Barnett Newman und Mark Rothko als Vertreter einer abstrakten, ungegenständlichen, auf der anderen Seite solche wie Francis Bacon als Exponent einer an der Figur orientierten Malerei.

Francis Bacon (Abb. 22)

Francis Bacon lehnt die Abstraktion als Fantasiewelt grundsätzlich ab. Er sieht aber auch die Schwierigkeiten gegenständlicher Malerei.

»Die Malerei muß«, so sagt er im Gespräch mit Friedhelm Mennekes, »nach der Erfindung von Kino und Fotografie neue Wege, neue technische Möglichkeiten zur Bildfindung aufbieten, um den Realismus in einer strengeren, härteren, verletzenderen Form einzufangen und nicht Wirklichkeit nur zu illustrieren.«[24]

So illustrieren auch seine »Kreuzigungen«, die er zwischen 1933 und 1965 gemalt hat, nicht das historische Ereignis. Das Thema ist auch nicht etwa aus religiösen Gründen aufgegriffen – Bacon glaubt nach eigener Aussage an nichts, hat keinerlei Philosophie. Es ist das Interesse an historischen Vorlagen wie Grünewalds »Kreuzigung« auf dem Isenheimer Altar, welches ihn bewogen hat, sich selbst mit dem Thema auseinanderzusetzen. Schon in den 40er und 50er Jahren war das, was in zwei Bildern von 1933 noch eindeutig auf Christus im Sinne christlicher Ikonografie zu beziehen war, zum monströsen Gebilde geworden: Fleisch mit riesig aufgerissenem Maul als Bild für die Absurdität von Leben und Tod? Das letzte Bild zum Thema ist ein Triptychon, die »Kreuzigung« von 1965. Trotz dieser Bezeichnung ist weder Kreuz noch Gekreuzigter erkennbar. Statt dessen quillt auf der Mitteltafel, aus der Bildmitte nach rechts verlegt, an einem wandartigen Raumversatzstück mit Boden und Seitenlehne, eine kaum näher zu bezeichnende Fleischmasse herab: Kaum Mensch, kaum Tier, mit aufgeschlitztem Leib, aus dem Eingeweide zu quellen scheinen – Kadaver. Und auf den Seitentafeln finden sich ähnliche, in Auflösung begriffene Fleischhaufen. Farben, die stinkendes Blut und verwesendes Fleisch suggerieren, stehen einem einheitlich und flächig gemalten orangefarbenen Hintergrund gegenüber. Auch der keinerlei Materialität vortäuschende Boden zieht sich durch die drei Tafeln. Eigentümliche Spannungen entstehen im malerischen Bereich zwischen den aus mehreren Blickwinkeln gemalten Figuren und dem rein linear bzw. flächig vorgestellten Bildraum. Spannung entsteht auch zwischen den einzelnen Bildtafeln; denn trotz scheinbar durchgängigen Hintergrundes hat jede Tafel dennoch ihren eigenen Bildraum. Es gibt keinen erzählerischen Zusammenhang. Daß jede Tafel gewissermaßen für sich steht, zeigt sich letztlich auch darin, daß auf Anweisung Bacons jede einzeln gerahmt und verglast worden ist. Bezüge liegen auf der malerischen Ebene und im durchgängigen Interesse an der Figur. Daß der Betrachter dennoch unmittelbar eine Einheit herstellt, ist insbesondere auf die Form des Triptychons zurückzuführen. Die ehemals dem Altarbild vorbehaltene Form in Verbindung mit der Benennung des Bildes als »Kreuzigung« läßt dieses trotz aller Verweigerung von seiten des Malers zum relevanten Christusbild werden. Es ist eine Transformation des überlieferten Christusbildes, die Verneinung eines sinnvollen Todes am Kreuz. Am Ende steht in Bacons Bildern nicht die Erlösung oder die Hoffnung darauf, sondern einfach nur verwesendes, stinkendes, geschlachtetes Fleisch.

Barnett Newman und Mark Rothko (Abb. 23)

Ein größerer Gegensatz als zwischen diesen Figurationen und den Farbflächen und Farbräumen bei Barnett Newman und Mark Rothko scheint kaum denkbar. Und sofort stellt sich die Frage, ob ein abstraktes Christusbild überhaupt möglich sein kann. Wie immer Theologie oder Kunstgeschichte antworten mögen, die genannten Künstler würden sie wohl mit »ja« beantworten. Ganz deutlich ist der Christusbezug bei Barnett Newman, einem Juden aus New York. Zwischen 1958 und 1966 hat er einen Kreuzweg gemalt, eine Folge von Bildern, die weder in kirchlichem Auftrag entstanden noch je in eine Kirche gehängt worden ist. Selbst der Maler hatte bei Beginn seiner Arbeit noch keine Vorstellung davon, was sich aus dem Gegeneinander von Schwarz und Weiß entwickeln würde. Erst beim vierten Bild drängte sich ihm die Vorstellung auf, daß diese Bilder mit ihrer besonderen Intensität für ihn Stationen des Kreuzweges sind. In der Wahl der künstlerischen Mittel hat sich Newman beschränkt: zugunsten eines menschlichen Maßes verzichtet er auf Monumentalität; er benutzt die rohe Leinwand, kommt ohne Farbskalen aus. Jedes Bild ist in sich abgeschlossen, und doch bilden erst alle zusammen eine vollständige Aussage zu ihrem einzigen Thema »Lema sabachthani«.

»Lema sabachthani« ist der Aufschrei Jesu am Kreuz: »Warum hat du mich verlassen?« Diese Frage, die ohne Antwort bleibt, ist für Newman Inbegriff des Leidens. Anläßlich der ersten Ausstellung seiner Kreuzwegstationen im Jahr 1966 schreibt er:
»Lema? Warum – ist die nicht zu beantwortende Frage des menschlichen Leidens... Die ersten Pilger schritten die Via Dolorosa entlang, um sich mit der ursprünglichen Erfahrung zu identifizieren,... um Zeuge zu sein der Agonie eines jeden Menschen, die einzigartig ist, immerwährend, unabwendbar, gewollt – Welt ohne Ende.«[25]
Sich mit der ursprünglichen Erfahrung identifizieren, das ist es, was Newman auch vom Betrachter seiner Bilder erwartet. In einem Gespräch mit David Sylvester sagt er:
»Was mich beim Malen beschäftigt, ist, daß das Bild einem Menschen die Empfindung von Anwesenheit vermitteln sollte, so daß er weiß, daß er da ist, daß er sich seiner selbst bewußt wird. Und so entsteht eine Beziehung zu mir, als ich das Bild malte, denn in diesem Sinn war ich anwesend.«[26]
So sehr man auch versucht, den kargen schwarzweißen Kreuzwegstationen Barnett Newmans mit Worten näherzukommen – sie entziehen sich jeder sprachlichen Annäherung; denn die Beschreibung des Sichtbaren hat nichts mit Geist und Ausstrahlung dieser Bilder zu tun.

Ähnlich ungreifbar sind die vibrierenden Farbräume des Mark Rothko: Rot, Blau, Orange und Altrosa in den frühen Bildern, später dann dunkle Farben wie Oliv, Grau und Schwarz. Obwohl nichts anderes zu sehen ist als Farbfelder, wehrt sich Rothko gegen eine rein formale Sehweise seiner Bilder:
»Ich interessiere mich nicht für die Beziehungen von Farben und Formen oder dergleichen... Ich interessiere mich allein dafür, Grundgefühle des Menschen auszudrücken – Erschütterung, Ekstase, Verhängnis und so weiter – und die Tatsache, daß viele

Menschen erschüttert sind und weinen, wenn sie vor meinen Bildern stehen, zeigt, daß ich mit diesen Grundgefühlen kommuniziere. Die Menschen, die vor meinen Bildern weinen, haben das gleiche religiöse Erlebnis, das ich hatte, als ich sie malte.«[27]

Gegen Ende seines Lebens wurde Mark Rothko die Möglichkeit geboten, in Houston/Texas eine Kapelle in Form eines achteckigen Baptisteriums auszumalen. Drei der acht Wände hat er mit Triptychen bedeckt, in farblichen Variationen von Dunkelblau, Dunkelbraun und Schwarz. Es scheint uns wichtig, daß der aus der Tradition des Judentums kommende Künstler gerade die Form des Triptychons wählt; denn allein durch die Form stellt er den Bezug zur langen Tradition des abendländischen Altarbildes her und gibt so dem Raum auf einer ersten Ebene seine besondere Würde. Die zweite Komponente ist die Wirkung der dunklen atmosphärischen Farben, mit denen er diesen Zentralraum gestaltet. Die Kapelle dient keiner bestimmten Glaubensrichtung, aber in ihr gewinnen die in Farben umgesetzten »Grundgefühle des Menschen« unausweichliche Präsenz. Auch hier gilt, was bereits für die Malerei Newmans gesagt wurde: Sie muß erlebt werden. Sie beschreibt nichts, aber sie kann die Sinne für das Erleben neuer Dimensionen empfänglich machen. Im Erleben des Betrachters mögen sich dann religiöse Bezüge realisieren.

VI

Aspekte des modernen Christusbildes – Rückschau

Parallel zu den Verunsicherungen, welche die Gesellschaft zu Beginn des vergangenen Jahrhunderts bewegt haben, werden neue Möglichkeiten gesucht und gefunden, das Göttliche oder das Religiöse in Literatur und bildender Kunst zum Ausdruck zu bringen. Bezogen auf das Christusbild zeigt sich eine teilweise Lösung von der jahrhundertealten christlichen Bildtradition, teils im formalen, teils im inhaltlichen Bereich. Die Tendenz geht dahin, im Kunstwerk nicht mehr durch das Bild an eine bereits gekannte Geschichte zu erinnern, sie lebendig zu erhalten, sondern durch das Bild beim Betrachter neue Erfahrungen und Empfindungen zu ermöglichen. So löst es sich davon, Funktionsträger für etwas anderes, Illustration zu sein. Statt dessen wird es frei für »Informationen«, die auf der malerischen Ebene liegen. Denken wir nur daran, wie der Schwung einer Linie oder die Wahl der Farbe Ausstrahlung und Wirkung eines Bildes bestimmen können.

Vor diesem Hintergrund betrachtet, kann auch das Christusbild nicht mehr Erinnerungsbild an eine Hinrichtung oder ein Ereignis aus dem Leben Jesu sein. Und der Zweifel an der Existenz Gottes macht es unmöglich, ein repräsentatives Christusbild zu entwerfen. Trotzdem haben das 19. und 20. Jahrhundert viel zu seiner Belebung und Aktualisierung beigetragen. Dabei spielt das Äußere dieses Jesus Christus keine Rolle mehr. In ihm spiegeln sich subjektive Gefühle und Erfahrungen. Daraus ergeben sich im Überblick folgende Aspekte für das Christusbild:

- Die Christusfigur wird Exponent einer kosmischen Religiosität, die sich an Naturerfahrung anbindet.
- In seinem Bild spiegeln sich subjektive Erfahrungen des Künstlers und des Betrachters. Es vermittelt Seelenzustände und mystische Empfindungen.
- Die Christusfigur wird, von irdischer Realität abgelöst, zum Inbegriff von Geistigkeit, Innigkeit und Religiosität.
- Die Reduzierung der Darstellung auf Grundformen kann zur meditativen Praxis, das Bild damit zur Christus-Meditation, zur religiösen Schau werden.
- Die Christusfigur wird zum Indikator gesellschaftlicher oder politischer Phänomene.
- Sie ist Identifikationsfigur für Außenseiter der Gesellschaft, z.B. für den Künstler.
- Sie wird Maßstab der Beurteilung von Gesellschaft und sozialen Mißständen.
- Das Christusbild kann im Menschenbild aufgehen.
- Es kann sich im Bild der Kreatur wiederfinden, im Extremfall im Schlachtvieh.
- Abgelöst von jeder Abbildhaftigkeit kann das Christusbild in rein geistige und sinnliche Erlebnisbereiche übergehen, die sich erst im Betrachter vollziehen.

In der Aufzählung wird deutlich, wie schwierig es ist, die komplexen Veränderungen, die das Christusbild in den beiden letzten Jahrhunderten durchgemacht hat, formal zu erfassen. Es sind in der Hauptsache Wandlungen, die sich nicht an einer veränderten Ikonografie vergleichend ablesen lassen. Hinter dem Wandel des Christusbildes stehen menschliche Erfahrungen und Empfindungen, vielfach existen-

tielle Betroffenheit, die sich in dieser Figur niedergeschlagen haben und sie immer wieder neu auslegen, sie um weitere Facetten bereichern.
Es wäre falsch anzunehmen, daß mit den zuletzt genannten Künstlern die Annäherungen an die Christusgestalt ihr Ende gefunden haben. Auch sind längst nicht alle Maler – die Bildhauer sind ohnehin ausgespart worden – berücksichtigt, die einen Beitrag geleistet haben. Aber wir haben versucht, trotz der gebotenen Kürze ein breites Spektrum aufzuzeigen und auf viele Möglichkeiten hinzuweisen, mit denen das Christusbild formal und inhaltlich gestaltet worden ist. Darüber hinaus bietet die Literatur wie der Film, die darstellende wie die bildende Kunst unserer Tage eine Vielfalt weiterer, immer neuer Christusbilder.

Friedhelm Mennekes
Katharina Winnekes

Anmerkungen

1 *Fedor M. Dostojewski:* Die Dämonen, zitiert in: *Heinrich Fries/Rudolf Stählin:* Gott ist tot? Eine Herausforderung – zwei Theologen antworten, München 1968, S. 37-38.

2 *Wilhelm Heinrich Wackenroder:* Ludwig Tieck: Herzensergießungen eines kunstliebenden Klosterbruders, Stuttgart 1977 (1. Aufl. 1797), S. 60-61.

3 *Caspar David Friedrich:* Brief an den Akademieprofessor Johannes Schulz vom 8. Februar 1809, abgedruckt in: Kunsttheorie und Kunstgeschichte des 19. Jahrhunderts in Deutschland I – Kunsttheorie und Malerei. Kunstwissenschaft, Stuttgart 1982, Hrsg.: *Werner Busch* und *Wolfgang Beyrodt,* S. 125.

4 *Basilius von Ramdohr:* Über ein zum Altarblatte bestimmtes Landschaftsgemälde von Herrn Friedrich in Dresden, und über Landschaftsmalerei, Allegorie und Mystizismus überhaupt. 1809, abgedruckt in: Kunsttheorie..., a.a.O., S. 125.

5 *Wieland Schmied* (Hrsg.): Zeichen des Glaubens – Geist der Avantgarde. Religiöse Tendenzen in der Kunst des 20. Jahrhunderts, Stuttgart 1980, S. 241-242.

6 *Schmied* 1980, S. 227.

7 *Schmied* 1980, S. 228.

8 Symbolismus in Europa. Ausstellungskatalog Staatliche Kunsthalle Baden-Baden 1976, S. 224.
Jan Thorn Prikker, Brieven 1897, S. 72.
Hans H. Hofstätter: Gustave Moreau. Leben und Werk, Köln 1978, S. 30.
Karin Thomas: Bis heute. Stilgeschichte der bildenden Kunst im 20. Jahrhundert, Köln 1981, S. 24.

12 *Hermann Kern:* Kunst als Gestaltung des Gestaltlosen. Über den Einfluß von Physik und Metaphysik auf die Kunst des 20. Jahrhunderts, in: Expansion. Katalog der Internationalen Biennale für Graphik und Visuelle Kunst, Wien 1979, S. 69-87, S. 71.

13 *Karl Rahner:* Christologie heute, in: *Ders.*, Schriften zur Theologie XV, Freiburg 1983. *Ders.:* Kleine Anmerkungen zur systematischen Christologie heute, ebd. S. 225-235, und S. 217- 224.

14 Abgedruckt in: Ernst Ludwig Kirchner 1880-1938. Ausstellungskatalog Museum Ludwig in der Kunsthalle Köln 1980, S. 50 und 51.

15 *Wolf-Dieter Dube:* Zeichen des Glaubens-Expressionismus, in: *Schmied* 1980, S. 102.

16 *Max Pechstein:* Was wir wollen, 1919, in: *Uwe M. Schneede* (Hrsg.): Die zwanziger Jahre. Manifeste und Dokumente deutscher Künstler, Köln 1979.

17 *Emil Nolde:* Mein Leben. Neuauflage Köln 1967, S. 156-157.

18 Zitiert nach: *Rainer Beck:* Form – Farbe – Harmonie, in: Ausstellungskatalog Georges Rouault, Josef Haubrich-Kunsthalle Köln 1983, S. 95.

19 Jawlensky in einem Brief an Pater Willibrord Verkade, 1938, zitiert nach: *Wieland Schmied* (Hrsg.): Zeichen des Glaubens – Geist der Avantgarde, a.a.O., S. 246.

20 Schöpferische Konfession (Tribüne der Kunst und Zeit, 13), Berlin 1920.

21 Ebd.

22 Der Gegner II/8-9, 1920-21, abgedruckt in: Die zwanziger Jahre, a.a.O. 1979, Hrsg. *Uwe M. Schneede.*

23 *Franz W. Seiwert:* Es ist noch nicht aller Tage Abend, in »a bis z«, Heft 1, 1929; abgedruckt in: Die zwanziger Jahre, a.a.O.

24 *Franz Joseph van der Grinten/Friedhelm Mennekes:* Mythos und Bibel. Auseinandersetzung mit einem Thema der Gegenwartskunst, Stuttgart 1985, S. 87.

25 *Wieland Schmied* (Hrsg.): Zeichen des Glaubens – Geist der Avantgarde, a.a.O., S. 274.

26 Ebd., S. 274.

27 *Günter Rombold:* Der Streit um das Bild. Zum Verhältnis von moderner Kunst und Religion, Stuttgart 1988, S. 133.

Christusbilder zeitgenössischer Künstler?

Sind wirklich Christusbilder in der zeitgenössischen Kunst vorstellbar? Oder sind es wieder die in der Tradition des Mittelalters stehenden, formal ein wenig modernisierten Bilder oder gar die Kopien nach alten Werken, die die meisten von uns aus den heimischen Kirchen kennen?
Tatsächlich gibt es sie, die Christusbilder in der autonomen Kunst unserer Zeit, in der Kunst, die zumeist keine kirchlichen Auftraggeber findet.
Einige Zeitgenossen sollen mit ihren künstlerischen Arbeiten vorgestellt werden. Es sind solche, die das Christusbild explizit und ohne jeden Zweifel für den Betrachter vor diesen hinstellen, und es sind andere, deren Werke offen sind auch für die Erfahrung des Christusbildes. Es sind Künstler, die auf unterschiedlichen Wegen zu ihren Gestaltungen finden. Aber alle arbeiten an existentiellen Grundfragen.

- *Walter Zacharias* ordnet alte, gebrauchte, verbrauchte Gegenstände in neue, zeichenhafte Zusammenhänge und legt so Urbilder des Menschen frei, die vielfach eine Aura des Religiösen haben, oft sogar Bezüge zum Christusbild herstellen. Er bildet Zeichen. *(Abb. 24 – 27, 45)*
- *Alfred Hrdlicka* bedient sich der im abendländischen Kulturkreis als revolutionär human adaptierten Christusfigur und aktualisiert sie in die inhumanen Zustände menschenverachtender Situationen hinein. *(Abb. 28 – 31, 44)*
- *Horst Egon Kalinowski* holt über »sein« Material Leder Lust- und Leiderfahrung, Verletzlichkeit und Sinnlichkeit in die Anschauung. Auf dieser Basis, manchmal unter Hinzufügung deutlicher ikonographischer Hinweise, führt er Christus-Erfahrungen herbei. *(Abb. 32 – 34, 46)*
- *Jürgen Brodwolf* schafft in der Verbindung fragiler Materialien mit Figur eine Chiffre für den Menschen. In letztgültiger Reduktion führt sie den religiösen Betrachter zur Frage nach Christus. *(Abb. 35 – 38, 47)*
- *Joseph Beuys* hat sich immer wieder implizit und explizit mit dem Christusthema auseinandergesetzt. In ständigen Transformationen hat er sich über Materialerfahrung wie durch die Aktion immer neu an das Thema angenähert. *(Abb. 39 – 42, 48)*

Jeder der genannten Künstler hat sich auf ganz persönliche Weise mit seinen existentiellen Fragen beschäftigt. Sie führen letztlich immer auf eine Gebundenheit des Menschen zurück. Für christliche Fragesteller und Betrachter mag die Antwort in der Christusfigur zu finden sein, für den Angehörigen einer anderen Weltanschauung wird sie anders ausfallen. Die zeitgenössische Kunst mit ihren Bildern bietet ebenfalls Antworten an, vorläufige Antworten, die für jedermann offen und gleichzeitig Ausgangspunkt neuer Fragestellungen sein können.

I

Wir schauen seine Herrlichkeit – Die Zukunft der Vergangenheit im Werk von Walter Zacharias

Walter Zacharias wurde 1919 in Regensburg geboren. 1947-51 Studium an der Staatlichen Kunstakademie, München. Anschließend arbeitet er als Kaufmann im eigenen Betrieb und gleichzeitig als Maler. Seit 1980 lebt und arbeitet er als freier Künstler in Regensburg und im Bayerischen Wald.

Auf der Suche nach dem Christusbild der Gegenwart in den Museen unserer Tage braucht es Zeit, die Fähigkeit zum Staunen und den Mut, das Wagnis der Freiheit des Glaubens einzugehen und sich von der traditionellen Christus-Ikonographie zu lösen, das kirchlich formulierte Bekenntnis in Frage zu stellen und selbst zu *schauen*. Nur so wird man das Christusbild der Gegenwartskunst, das vielfach verborgene Antlitz des Menschensohnes, aber auch die Spuren der Gegenwart Christi in der Kunst unserer Zeit aufdecken und finden. Denn diese Kunst lebt noch immer, wenigstens bei ihren starken und stärksten Vertretern von IHM.

Schauen meint nicht sehen. Schauen zielt immer auf seine Gesamtheit weit hinter dem, was gerade zu sehen ist. Deshalb kann auch im Kleinen, Unvollkommenen, im Zeichen, in den Spuren des Seins jeweils das Ganze der Wirklichkeit erkennbar und anschaulich werden. Von solchem Schauen lebt die Kunst, wie auch die Religion. Kunst wie Religion erschließen, durch den Verweis des Zeichens, eine je größere Wirklichkeit, die selbst nicht mehr Bild oder Kult ist. Dennoch oder gerade deshalb setzt die Religion im Kult, die Kunst im Bild solche Zeichen als die große Geste, daß da etwas *ist*. Solche Zeichen sind für Religion und Kunst exemplarische Modelle des Ganzen.

Obgleich die frühe Christenheit zunächst das jüdische Bilderverbot übernahm, entwickelte sie doch schon früh solche exemplarischen Zeichen und Symbole, die auf Christus und seine Anhänger verwiesen. Das geschah einerseits in der Sprache der Verkündigung, wo auf die Frage »Wer ist dieser Christus?« vielerlei Metaphern zu antworten suchten. In den Evangelien finden sich Metaphern für Christus wie: der Weg, die Tür, der Weinstock, das Lamm usw. Andererseits finden sich bildhafte Christuszeichen. Als solches wird schon früh das Kreuz herausgestellt und gebraucht. Es macht deutlich, wer Christus für die Christen war: Jesus der Gekreuzigte.

Darüber hinaus finden sich in den Katakomben weitere Zeichen, die auf Christus verweisen: Das Christusmonogramm P X, der Fisch usw. Die Theologie hat bis ins hohe Mittelalter diese bildnerische wie verbale Metaphorik zur höchsten Blüte getrieben, so daß dem theologisch wie kunsthistorisch Ungebildeten heute eine Entschlüsselung dieser Symbole nur schwer möglich ist. Ihren absoluten kultischen Höhepunkt erreichte die Metaphorik in der Lehre von der Realpräsenz Christi in Brot und Wein und der damit verbundenen Ausgestaltung des liturgischen Spiels Messe.

Schließlich suchte und fand die Christenheit von ihrer frühen Zeit bis hin zum späten Mittelalter Zeichen der historischen Präsenz des Jesus von Nazareth und verehrte diese als »Überbleibsel«, d.h. als

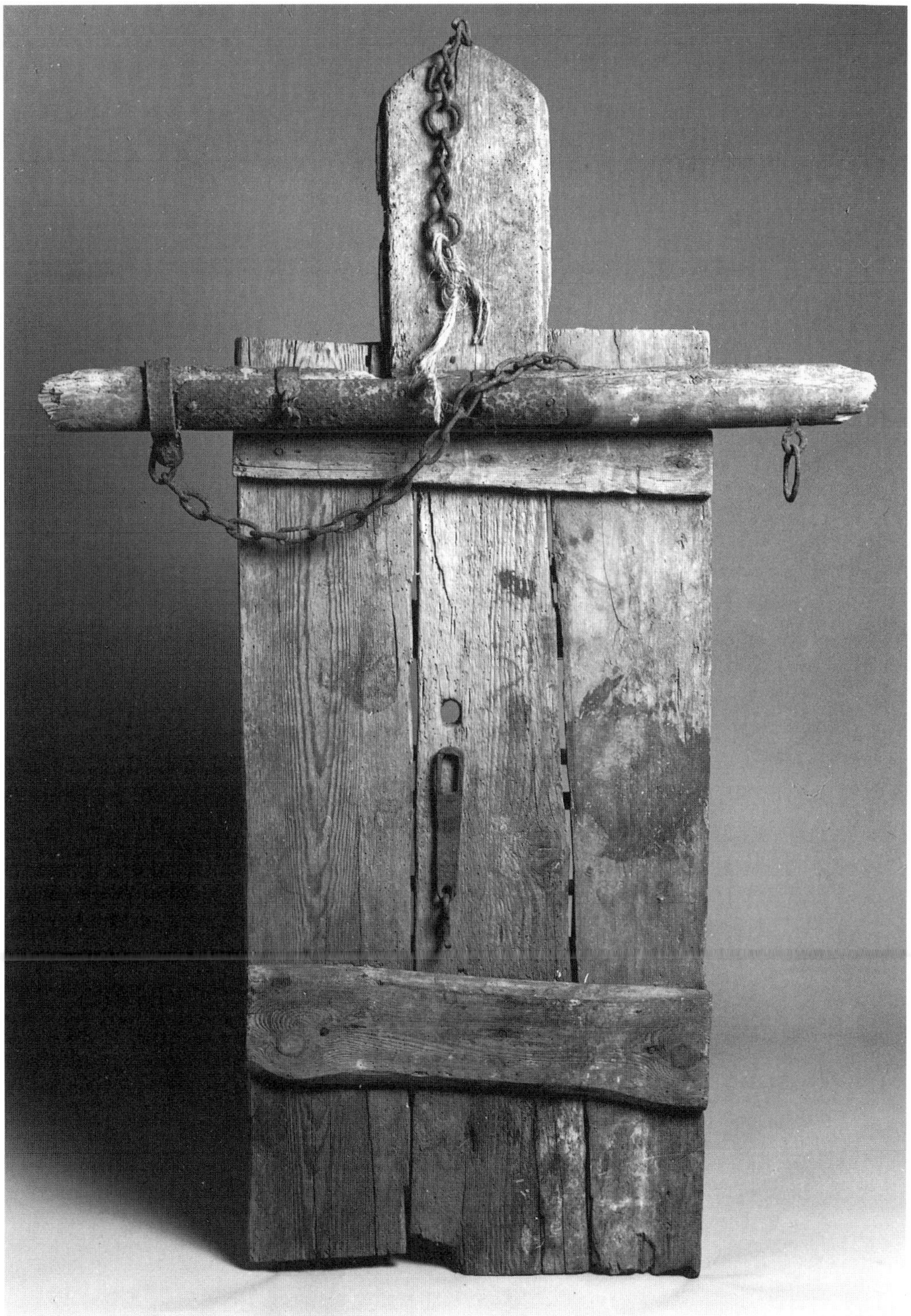

24 *Walter Zacharias: Schmerzensmann (1988)*

Reliquien. So kam es zur Verehrung des »Turiner Grabtuches«, des »Heiligen Rocks« in Trier, des Fußabdrucks Jesu in der Kapelle »Quo vadis Domine« in Rom, der »Heilig Kreuz«- und »Heilig Blut-Reliquien«. All diese Zeichen suchten die Gegenwart Jesu vor der flüchtigen Geschichte zu retten, damit auch seine Macht und seine Kraft und die durch ihn geschehene Erlösungstat.

Ebenso steht es um den Reliquienkult – Körper- und Sachreliquien von heiligen Menschen – in der römischen Kirche überhaupt. In ihnen wird der verehrte Mensch direkt präsent. Damit auch seine Macht und Wunderkraft. Der heilige Mensch symbolisiert sich ganz in der Reliquie, wird hierin gegenwärtig, setzt sich real ins Bild.

Reliquien, Bilder, Zeichen und Symbole transportieren so mehr oder weniger stark das Heilige selbst, das als solches nur durch diese präsent und wirksam wird. Das Heilige ist so das Reale par excellence. Ohne solche Versinnbildlichungen bleibt es unfaßbar und damit wirkungslos. Und das gilt auch heute noch in einer säkularen Welt.

»Auch nachdem«, wie Mircea Eliade formuliert, »die Himmelsheiligkeit aus dem eigentlich religiösen Leben vertrieben ist, bleibt sie durch den Symbolismus wirksam. Ein religiöses Symbol übermittelt seine Botschaft, auch wenn es nicht mehr bewußt als Ganzes verstanden wird; denn ein Symbol wendet sich an den ganzen Menschen und nicht nur an seinen Verstand.«[1]

Auch der christliche Glaube lebt von seinen Versinnbildlichungen. Hierin begründet sich seine starke Seite, Sätze allein sind tot. Deshalb ist das Christusbild eine entscheidende Möglichkeit der Erinnerung an den Menschen Jesus von Nazaret. Darum auch spielt es in der Kunstgeschichte des christlichen Abendlandes eine so entscheidende Rolle. Dabei läßt sich eine Linie von den Christussymbolen der frühen Christenheit über die typologischen Christusbilder und Reliquien des frühen Mittelalters bis hin zum individualistischen Christusbild der Renaissance und der Auflösung der Christusbilder in der Neuzeit als Folge der Reformation und Aufklärung ziehen. Als Höhepunkt dieser Entwicklung vom Christussymbol zum Christusbild kann wohl Albrecht Dürers Selbstbildnis als Christusbild von 1500 interpretiert werden, das dem Christusbild jede eigene Aura nimmt und es ins Menschenbild aufhebt. Von hier aus ist im Prozeß der Moderne über die Formalisierung des Christusbildes hinaus ein starker Bezug auf eine offene oder kryptische Christussymbolik in der Kunst festzustellen.

Walter Zacharias, der 1919 in Regensburg geboren wurde und nach dem Zweiten Weltkrieg an der Münchener Kunstakademie studierte, dessen künstlerische Tätigkeit lange Jahre hinter seinen kaufmännischen Verpflichtungen in seiner Vatertadt zurückstehen mußte, greift mit seinen Christusfigurationen zurück auf die in der frühen Christussymbolik und im Reliquienkult vorgegebene Haltung der Repräsentation des Urbildes im Abbild. Dabei spielen bei seinem Nachdenken über die Grundlagen seines künstlerischen Schaffens drei Begriffe eine Rolle: Das Vitale, das Magische und das Sakrale. Diese Dreiheit findet er stets wieder in Reliquien und Fundstücken als lebendige Zeichen, und sie sucht er in seinen eigenen Objekten zu retten oder zu restituieren. Das Vitale äußert sich in Zacharias' Arbeiten als das, was von Anbeginn Gültigkeit hat, was seit dem Uranfang die Menschen bewegt. Das Magische wird in seinen Arbeiten durch geheime Schrift oder auch durch Zeichen des Beschwörens und der Stellvertretung, von Dankbarkeit, von Angst und Hoffnungen repräsentiert. Das Sakrale wird vermittelt in der sich häufig in seinen Arbeiten zeigenden Aura der Fest- und Feierlichkeit, die nicht durch die von ihm verwendeten Materialien vorgegeben oder hergestellt wird, sondern sich erst einstellt in deren Montage und Sinnzusammenhängen. Alle

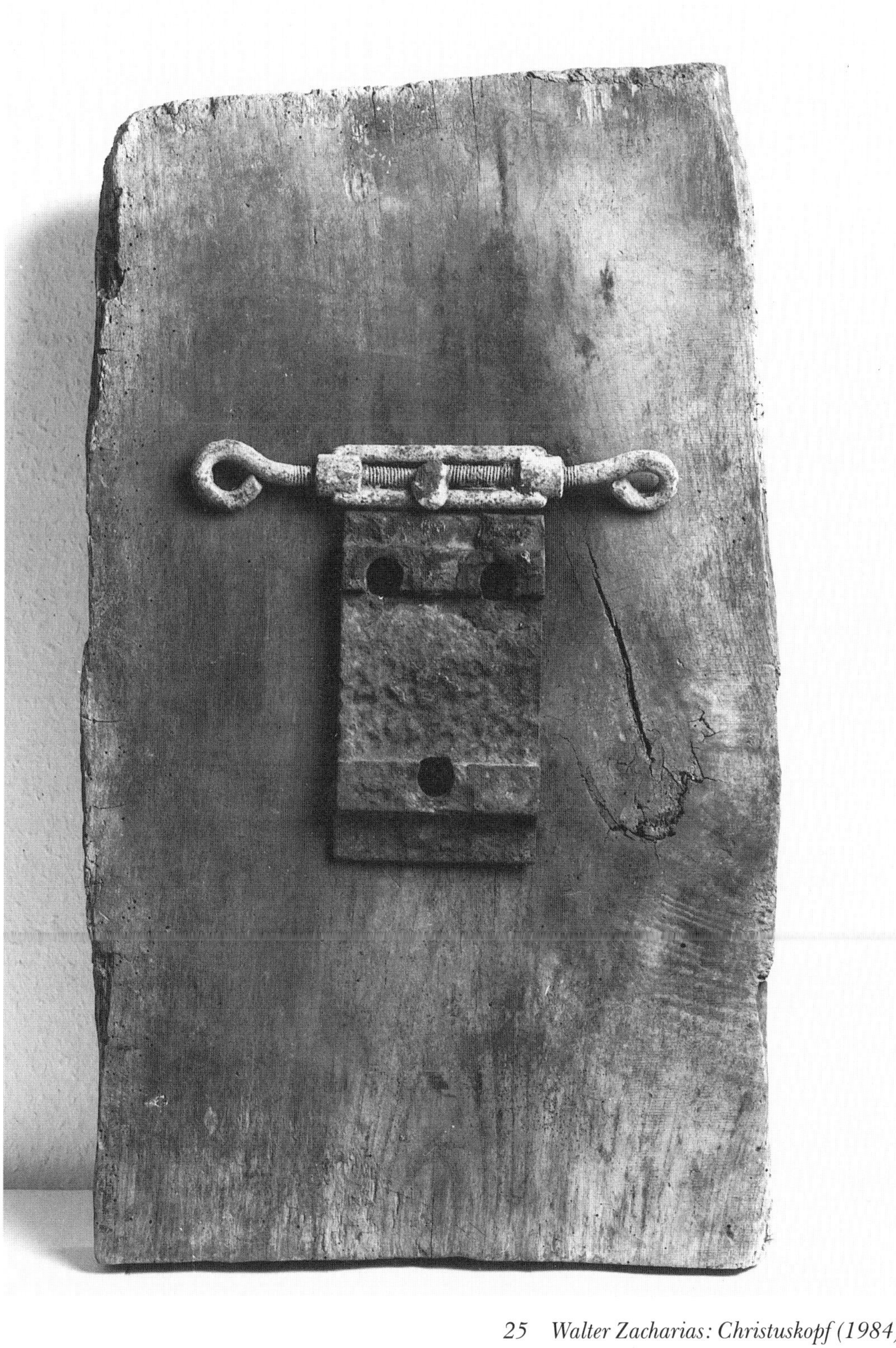

25 *Walter Zacharias: Christuskopf (1984)*

drei Bezugspunkte seiner Arbeit sind je für sich Äußerungen des Religiösen und im bildnerisch-ganzheitlichen Denken und Fühlen von Walter Zacharias auch des Katholischen, wie er es durch die Künstler und Baumeister und die Lebenswelt des Barocks vorgegeben sieht.

Die Materialien, mit denen Zacharias arbeitet, sind ungewöhnlich. Es sind Fundstücke aus der bäuerlichen Welt des Bayerischen Waldes: Holz, Eisenstücke, kleine und große Gebrauchtgegenstände und Arbeitsgeräte, Möbelstücke und Möbelteile, Dachbalken und Haustüren. Das alles besitzt für Zacharias eine je eigene Geschichte und ist ihm gerade mit dieser für ihn häufig auch nicht mehr genau bestimmbaren, nur noch in Ahnung erfaßbaren Geschichte wichtig und bedeutungsvoll. In diesen Gegenständen entdeckt Zacharias ihre eigentlichen Formen und Aussagen. Er entlockt ihnen ihre Aura und montiert sie dann neu, aber außerhalb ihres früheren Gebrauchszusammenhangs.

Magische Abwehrvorstellungen finden sich in Spitzen und Zacken, in Tierschädel und allerlei Fetischen, in Augen gegen den bösen Blick und im Kreuz, das gleichermaßen segnend und wehrend ist. Aber vielfach finden sich auch in seinen »Arbeitsmaterialien« direkte Repräsentationen des Heiligen: Votivgaben aus alten Altären, verstümmelte Engelsflügel barocker Figuren oder – nie lesbare – geheime Schriftzeichen. Aus all dem montiert und gestaltet Zacharias noch direkt und sinnlich an die Macht der Bilder glaubend – gerade so ist auch seine private Religiosität, Repräsentationen des Heiligen in den Formen und mit den Möglichkeiten der zeitgenössischen Kunst, ganz im Sinne von Mircea Eliade, der schreibt:

»Für den religiösen Menschen ist die Natur niemals nur natürlich: Sie ist immer von religiöser Bedeutung erfüllt. Das ist leicht zu verstehen, denn der Kosmos ist eine göttliche Schöpfung: Die Welt ist aus den Händen der Götter hervorgegangen und deshalb für immer geheiligt. (...) Die Götter haben mehr getan: Sie haben die verschiedenen Modalitäten des Heiligen schon in der Struktur der Welt und der kosmischen Erscheinungen manifestiert.«[2]

Der geistig-religiöse Hintergrund für Zacharias' Arbeiten ist sein Wissen über die heute noch im bäuerlich bayerischen Katholizismus lebendigen magisch-christlichen und heidnischen Vorstellungen. Freilich verliert sich Zacharias nicht in volkstümelnder folkloristischer Wiederholung der ewig gleichen bayerischen Herrgottswinkel-Klischees, sondern sucht die Erfahrung des Heiligen in die Bildsprache der zeitgenösssischen Kunst umzusetzen.

Der Betrachter der Arbeiten von Walter Zacharias bewegt sich bei der versuchten Enträtselung seiner Bilderwelt zwischen dem Erkennen von Formen und Gegenständen einerseits und dem absolut Fremden andererseits, d.h. zwischen säkularer Aufgeklärtheit und sakraler Aura, zwischen Faszination und Furcht.

Ein gelungener Versuch, das Christusbild im Kontext dieses Denkens in die zeitgenössische Kunst zu übersetzen, ist Zacharias' »Christuskopf« von 1984. Auf eine alte Holzbohle montiert Zacharias ein verrostetes Eisen, vielleicht aus einem alten landwirtschaftlich-technischen Gerät, und eine Zugschraube, ebenfalls aus landwirtschaftlich-technischem Zusammenhang. So entsteht ein Kopf, der in vielerlei Bildhaftigkeit zu schillern beginnt. Schon die drei einfachen Zeichen entwickeln eine unbestimmte Bedeutung: Holzbohle – Bildtafel – Balken, Eisenplatte – Werkzeug – Gesicht, Schraube – Gehörn – Dornenkrone? Insgesamt konnotiert die Montage den Bedeutungshof: Kopf – Christuskopf – Stierkopf. Ein Merkwürdiges zwischen Opfertier und Christusbild entsteht. Die vom Alten, Gebrauchten des Materials und seiner neuen Kombination herrührenden Konnotationen des Bildes geben ihm das, was Zacharias mit den Worten vital, magisch

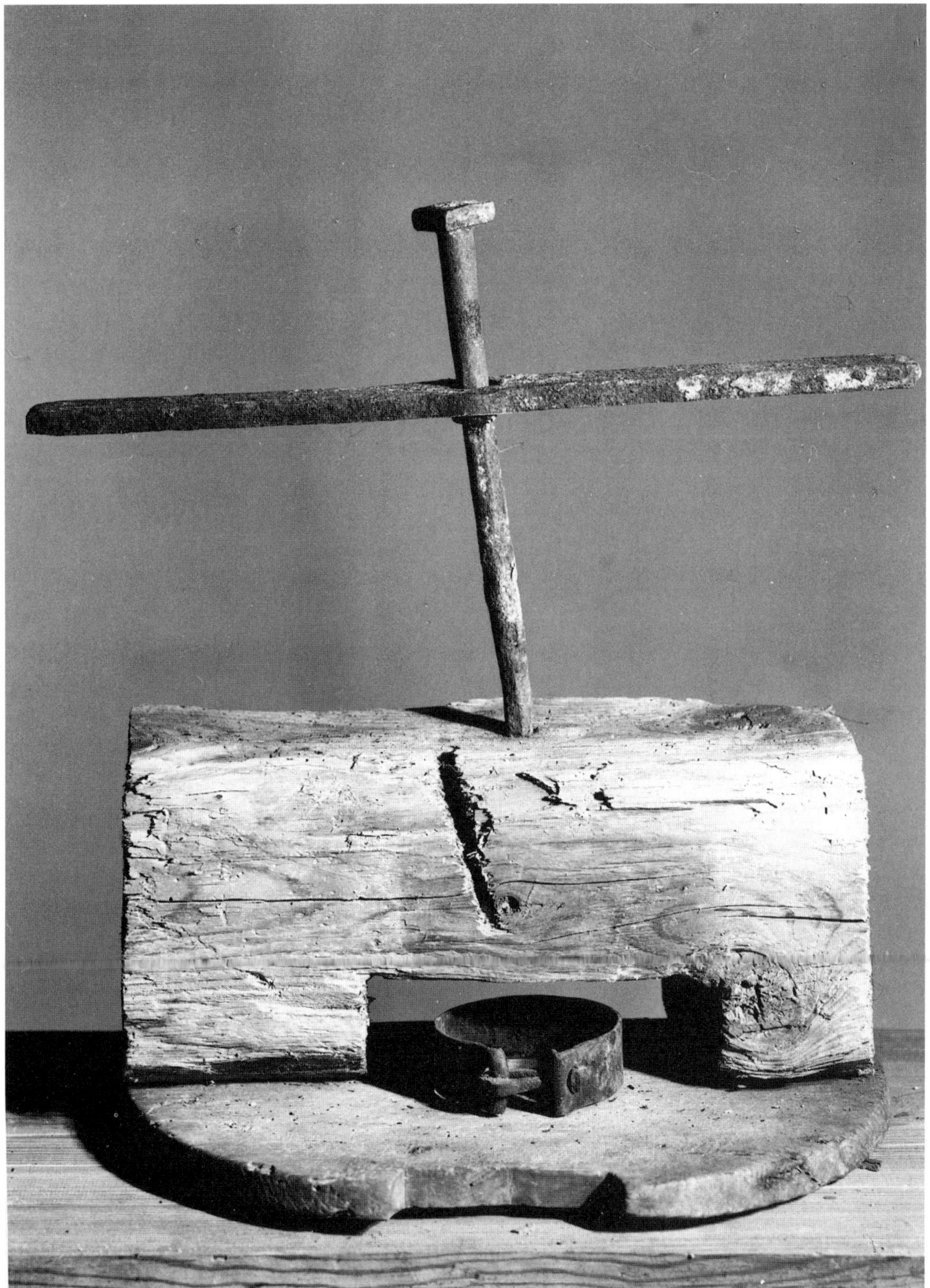

26 *Walter Zacharias: Objekt Nr. 27 (1986)*

und sakral benennt. In einer weiteren Montage gelingt 1986 Walter Zacharias sein »Kreuz«, das er einfach als »Objekt Nr. 43« bezeichnet. Es ist, wie Werner Meyer in einem Katalog des Künstlers schreibt,

»im Wissen um tradierte christliche Ikonografie interpretierbar wie eine Montage von Kreuzreliquien in der Form eines redenden Reliquiars, bei dem im plastischen Bild Inhalt und Bedeutung vermittelt wird: Auf einer morschen Grundplatte liegt wie eine Brücke über einer Eisenmanschette ein Balkenfragment. In diesem Balkenteil steckt ein aus rostigen Nägeln gebildetes Kreuz. Die Marterwerkzeuge Christi, die Eisenmanschette umgedeutet als Folterinstrument – in wenigen Formen wird zeichenhaft die Passion Christi beschworen.«[3]

Wenige, einfachste Zeichen stellen in den Arbeiten von Walter Zacharias religiös hoch aufgeladene Bedeutungen her. Dies geschieht auch in den »Türen«, an denen der Künstler schon seit Jahren arbeitet. *(Abb. 27)* Walter Zacharias' »Türen« werden ihm gleichsam unter der Hand, gemäß Johannes 10,7 (»Ich bin die Tür«), zu Christuszeichen. Dabei montiert er bisweilen sparsam Fundstücke auf die stets alten Türen oder bemalt sie mit wenigen »Geheimzeichen«, mit Farbspuren als Blutspuren. Seine besten Türen geben der Imagination des Betrachters weiten Raum. Sie werden dadurch zu symbolisch-gleichnishaften Christusbildern, die freilich nicht die Christusphysiognomie, sondern vielmehr das Christusgeschehen als solches ins Bild zu bringen suchen. Ähnlich sind auch seine Objekte »Schmerzensmann« von 1988, sein »Totenbrett für meinen Nachbarn Sepp« von 1979, das wie auch seine Installation »Leben – Tod – Leben« von 1985 als Auferstehungsbild zu lesen ist, aufgeladen mit den verschiedensten kulturellen und religiösen Sinnbestimmungen.

Die Kunst Walter Zacharias' steht nicht für sich allein. Er weiß sich und seine Arbeit eingebunden in die großen Traditionen der Kunstgeschichte vom frühen Mittelalter bis hin zum Barock. Er kennt sich, wie sein Interview mit Friedhelm Mennekes beweist, auch in dieser Geschichte aus[4]. Denoch bekennt er sich auch leidenschaftlich zu den Formen und bildnerischen Möglichkeiten der Moderne. Aus den sich daraus ergebenden Spannungen arbeitet er, und daraus nur können seine Objekte, bis hin zu seinen Altären, verstanden werden.

Theologisch ist Zacharias' Denken stark beeinflußt von Teilhard de Chardin, und er weiß sich ihm verbunden, wenn er in Anlehnung an Teilhard formuliert, »man solle im Leben dahin kommen, daß nichts mehr profan ist«[5]. Dieses Denken, christlich grundgelegt im Brief des Paulus an die Kolosser, ermöglicht es Zacharias, vom Heiligen in der Welt überhaupt zu sprechen und es in dieser Welt zu suchen und in seinen »Reliquien" ansichtig werden zu lassen. Deshalb sind ihm seine Objekte auch Kultobjekte in und für unsere Zeit. Die Arbeiten von Walter Zacharais haben damit wohl im Kunst- und Kirchengeschäft etwas Außenseiterisches und provozieren da wie dort ein gewisses Unbehagen als Unbehagen vor solchen Manifestationen des Heiligen, das sich schließlich in Anfragen an die Kunst und den Kunstbetrieb, aber besonders auch an die Kirche und ihr theologisches wie liturgisches Allotria äußern könnte.

Da Theologie immer ein Sprachunternehmen ist, klagen die Objekte und Environments von Walter Zacharias die Sinnlichkeit und Sinnenhaftigkeit von Religion ein, mithin die Unverfügbarkeit und Nichtfestlegbarkeit dessen, was wir im Glaubensbekenntnis benennen, über das wir aber auch stets mit unserem religiösen Fühlen und Wissen hinausgreifen. Dieses geht uns, so zeigen auch die Arbeiten von Walter Zacharias, adäquat eigentlich immer nur im Bild als Vision auf. Die Konkretion dieser Bilder ist aber in Vergangenheit und Gegenwart zeitbedingt. Dahinter die Kontinuität des Christusbildes

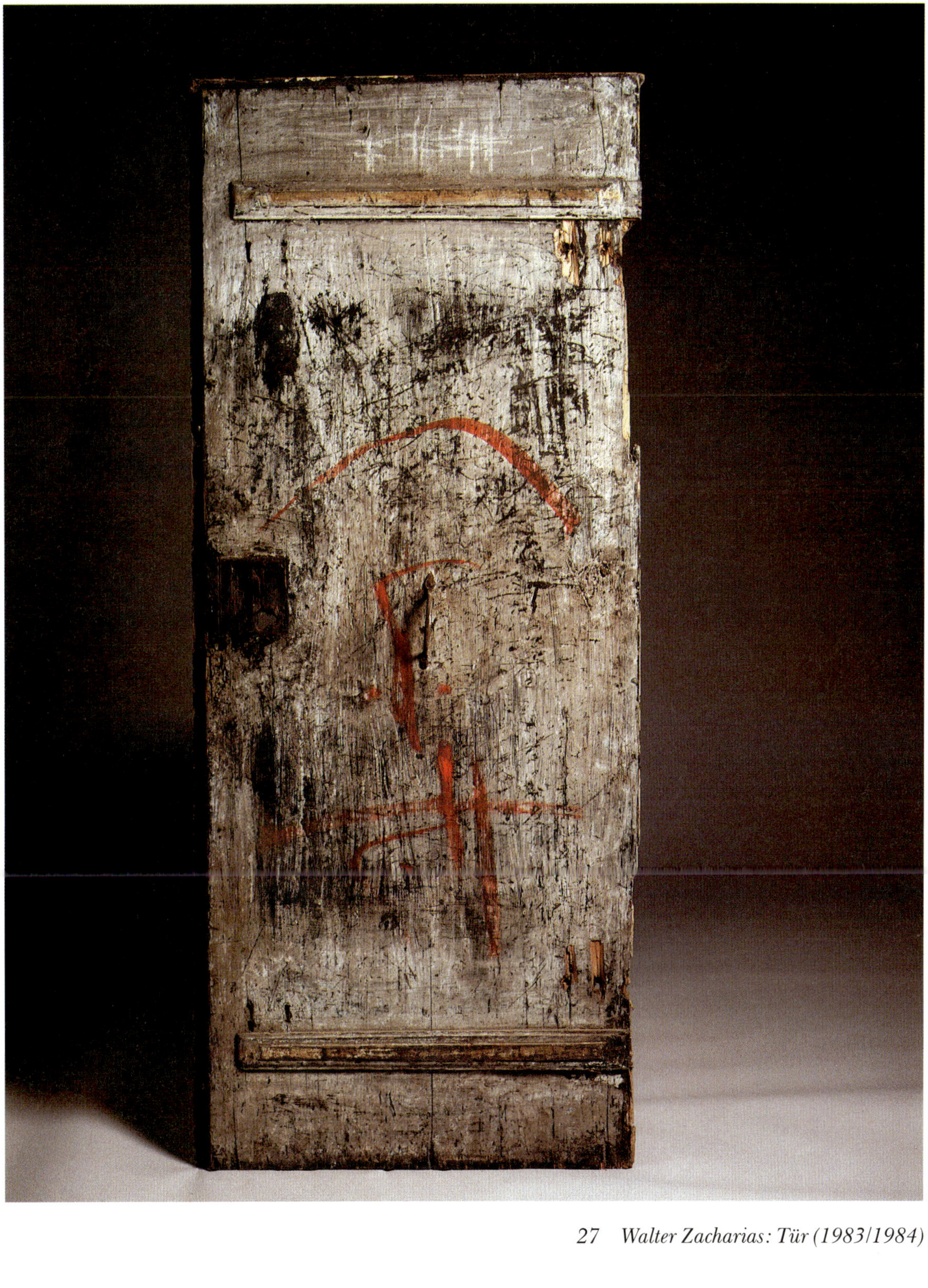

27 *Walter Zacharias: Tür (1983/1984)*

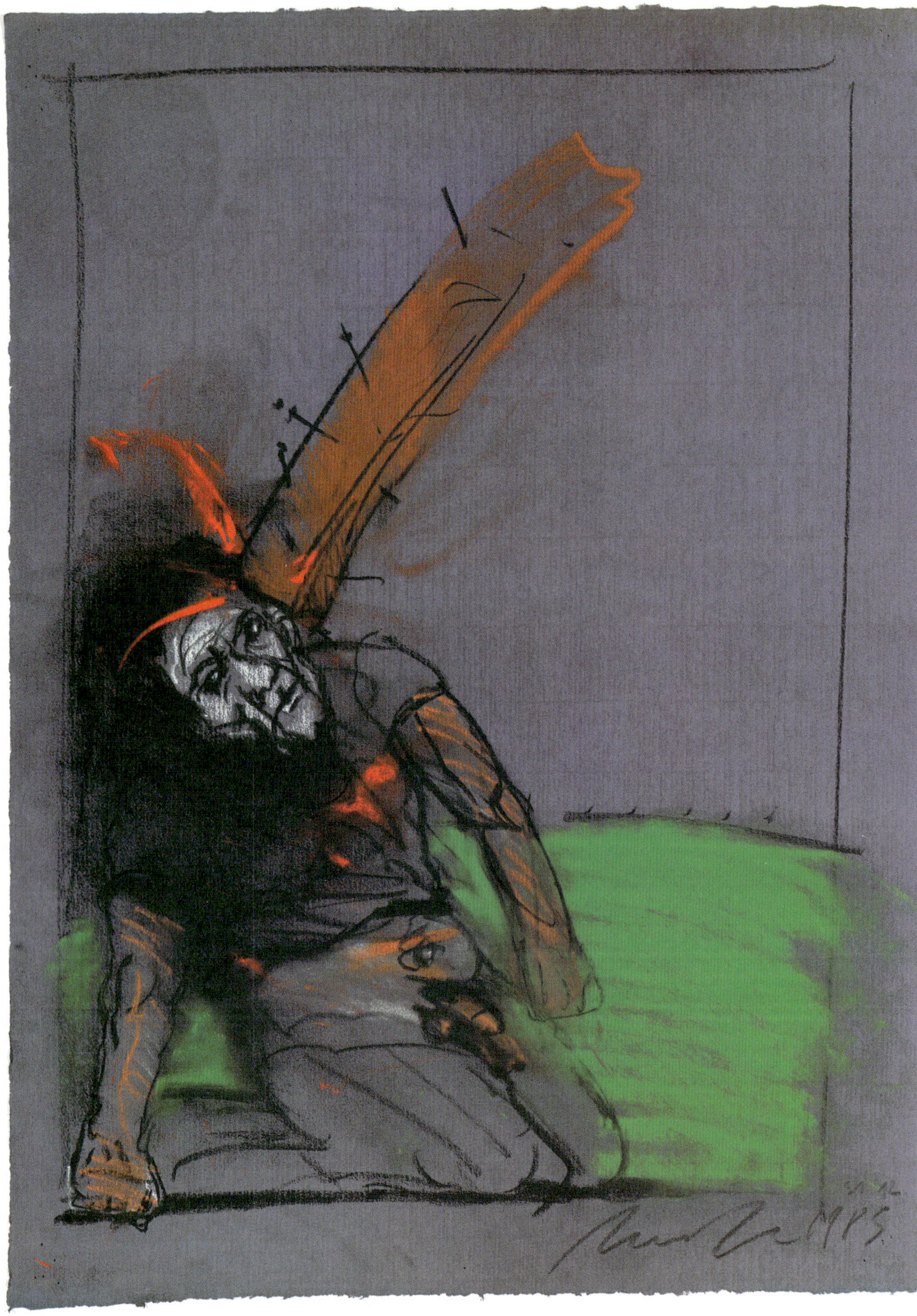

28 Alfred Hrdlicka: Plakat für »Pasolini« (1985)

von der Vergangenheit bis zur Gegenwart aufzuzeigen, die Herrlichkeit des Anfangs mit den künstlerischen Mitteln unserer Zeit heute noch sichtbar zu machen, darum bemüht sich Walter Zacharias mit seiner Arbeit am Christusbild.

August Heuser

Anmerkungen

1 *Mircea Eliade:* Das Heilige und das Profane. Vom Wesen des Religiösen, Frankfurt/Main 1984, S. 113.

2 Ebd., S. 103.

3 *Werner Meyer* (Hrsg.): Walter Zacharias. Installationen, Objekte, Collagen, Todtnau im Schwarzwald 1987 (ohne Seitenzählung).

4 *Franz Joseph van der Grinten/Friedhelm Mennekes:* Christusbild – Menschenbild. Auseinandersetzung mit einem Thema der Gegenwartskunst, Stuttgart 1984, S. 142-147.

5 Ebd., S. 147.

II

Gott in fleischlicher Gestalt – Das Inkarnatorische im Werk von Alfred Hrdlicka

Alfred Hrdlicka wurde 1928 in Wien geboren. 1946-52 Studium der Malerei an der Akademie der bildenden Künste, Wien. 1952-57 Studium der Bildhauerei. 1971 Ruf an die Akademie der bildenden Künste, Stuttgart. 1973 Ruf an die Staatliche Hochschule für bildende Kunst, Hamburg. 1975 Rückkehr an die Akademie der bildenden Künste, Stuttgart. 1986 Ruf an die Berliner Hochschule der Künste.

Bei Alfred Hrdlicka bilden reflektorische Weltanschauung und bildnerische Weltsicht eine Einheit. So wenig seine Kunst nur ästhetisch ist, so wenig ist seine Reflexion nur theoretisch. Seine Skulpturen zielen immer über die gestaltete Fläche oder den behauenen Block hinaus ins allgemein Menschliche, Sinnliche, Dramatische. Seine denkerischen Bemühungen sind immer mehr als logische Strukturen und intellektuelle Netzwerke. Sie sind ebenso politisch, wie sie analytisch sind. Sie sind zugleich Argumentation, Polemik, leidenschaftlicher bis verzweifelter Appell. Und so konkret und anschaulich die Gestaltung seines Materials ist, so sehr ist Hrdlicka ein Meister der Abstraktion, freilich in dem humanen Sinn: Abstraktion von Oberfläche, von Schein, von bloßem Phänomen. Er durchschaut das augenfällig Gegebene und läßt tiefer blicken, läßt überblicken. Doch immer wendet sich die Schau an die facta bruta menschlicher Realität: Blut und Betrug, Totschlag und Täuschung, Machtgier und Ehrgeiz, Intrige und Eitelkeit, Untat und Unglück.

Daran besteht kein Zweifel: Alfred Hrdlicka geht es um die Realität, um die ungeschminkte Wirklichkeit des Menschen, um ihre Abgründe wie um ihre Aufgipfelungen. Es geht um Leben ohne Schein. Und so wie er den Menschen auf den Boden der Gewalt, des Leidens und des Verzweifelns stellt, so entlarvt er jede Theorie, die sich an diese Realität nicht anbindet, als Ideologie.

Alfred Hrdlicka ist ein voll und ganz säkularer Mensch, ein säkularisierter Zeitgenosse und geht als solcher offen mit alten Motiven und Traditionen um, mit der griechischen Sagenwelt ebenso wie mit den Gestalten der Bibel oder modernen Biografien. Und er erwirkt ihnen gerade in der direkten Konfrontation und mit der menschlichen Realität neue Relevanz und Aussagekraft.

Heute ist Hrdlicka ein umstrittener Bildhauer, Maler und Grafiker. Doch mehr als seine Kunst ist sein Thema umstritten. Er befaßt sich mit verdrängten Motiven unserer Kultur, mit Gewalt, Haß, Unterdrückung, Faschismus; mit Abhängigkeiten, Lust, Gier, Leidenschaft. Seine Gestalten sind oft schmerzverzerrt; der Schmerz ist demaskiert, entblößt bis auf die Haut, bis auf das Fleisch. Fleisch ist ihm die Basis des Menschlichen. Das Fleisch ist die Grundmaterie seiner Motive, das begehrte Fleisch ebenso wie das abgewiesene, das liebkoste ebenso wie das geschlagene, das gezeugte wie das sterbende.

Theologisch außerordentlich interessant ist bei Hrdlicka die Gestaltung der Christusfigur. Wie für Johannes den Täufer hat Hrdlicka für Jesus von Nazaret eine hohe Bewunderung. Immer wieder war diese Figur für ihn Ausgangspunkt, sich mit den Themen des Leidens und des Märtyrertums zu befassen. Doch wenn bei ihm von Jesus die Rede ist, dann erfolgt zunächst fast automatisch ein atheistisches Glaubensbekenntnis; es ist, als riefe er sich zur Raison, damit seine Sympathie für diesen Mann nicht mit ihm durchgeht. Andererseits betont er aber ebenso sein engagiertes Interesse an der Person Jesu von Nazaret:

»Ich bin sicher so viel Christ wie ich Marxist bin, und ich verstehe von der einen Sache wahrscheinlich mindestens so viel wie von der anderen. Was mir der Marxismus wirklich gegeben hat, das ist das dialektische Denken. Das heißt: er ist keine Einbahn. Dort, wo der Katholizismus und das Christentum zur Einbahn werden, da verachte ich sie zutiefst. Aber wo der Katholizismus dialektisch ist, da ist es etwas anderes. Christus selbst war doch ein großer Dialektiker. Er ist sicher einer, der etwas zu sagen hat. Ich denke z.B. an die Szenen mit der Ehebrecherin. Die Sache mit dem ersten Stein, die gefällt mir dort sehr gut. ›Wer von euch ohne Sünde ist, der werfe den ersten Stein auf sie‹, das ist ein unheimlich großer und wahrer Satz. In ihm ist sehr viel Welterfahrung drin.«

Aus seinem Inneren habe er eine unglaubliche Kraft geschöpft. Er habe das geglaubt, was er verteidigt hat. Darin ist Jesus Provokateur, ein intellektueller Unruheherd, der eine neue Sache, nämlich die der Gerechtigkeit und des Friedens, in Schwung bringt. Jesus hat ein Denken in Gang gesetzt, das nie zu Ende kommt. Sein Denken wird leben, solange die Welt sich dreht. In ihm wird deutlich, daß sich das Denken nicht selbst abstellen kann. Über Christus sagt Hrdlicka einmal:

»Er ist für alle Intellektuellen ein unheimlicher Verführer, weil er die Sache nicht zu Ende denkt. Er denkt es weiter, weiter und hört nicht auf zu denken.«

Natürlich ist es auch die außerordentliche Dramatik der Passion Jesu, die diesen Maler fesselt. Es ist die Passion eines Menschen, dessen passiver Widerstand am Ende über alle Bosheit und Menschenschinderei triumphiert. Christus ist für ihn ein Mann des Widerstandes, und sein Kreuz ist das Symbol dafür. Sein Widerstand hat sich für Alfred Hrdlicka aus einer großen inneren Kraft genährt. Und dieser Widerstand sei eben am Ende auch erfolgreich gewesen. Christus ist eine kulturübergreifende Personifizierung des Widerstandes ohne Gewalt. Sein Kreuz ist darum ein Symbol für den gewaltlosen Protest schlechthin. Christus ist für Hrdlicka der Triumph des Denkens gegenüber jedweder rohen Gewalt. Jesus ist für Hrdlicka ein Mann des Widerstehens:

»Die Figur Christi ist für mich die Figur eines Verfolgten… eine KZ-Figur. Sie ist eine Märtyrerfigur, die für eine bestimmte Gesinnung steht. Im Grunde kann man diese Figur für alles einsetzen: das linke Lager kann sie für sich beanspruchen wie das rechte oder wie das katholische Lager. Diese Figur… ist ein Symbol für das Martyrium.«

Jesus ist also für seine Überzeugung und Lehre eingestanden und war durch keine Isolation zu erschüttern. Hrdlicka meint in meinem Buch »Menschenbild – Christenbild«:

»Im Altertum… durfte über den Kreuzigungstod nicht geredet werden, weil er so qualvoll war wie nichts in dieser Welt. Das muß man sich einmal vorstellen: angenagelt, der Sonne ausgeliefert, tagelang. Ich glaube nicht, daß Jesus nach Stunden gestorben ist. Das hat Tage gedauert. In Wirklichkeit stirbt doch der Gekreuzigte durch den Zusammenbruch des Kreislaufs auf die grauenhafteste Weise. Es ist wahrscheinlich eine schlimmere Folterung als – was weiß ich – etwa die Vierteilung. Wissen Sie, wenn die Glieder auseinandergerissen werden, da schießt das Blut heraus, und Sie sind dann in fünf Minuten tot. Aber die Kreuzigung, das ist ein barbarischer Tod. Und die Kreuzigung Christi, das ist eben nicht der schnelle Tod, sondern es ist der langsame Tod. Und damit ist er für mich zum Zeichen des Widerstandes geworden. Für mich figuriert das

Kreuz den Widerstand. Es konkretisiert den politischen Widerstand. Für mich ist darum der Gekreuzigte eine politische Figur« (vgl. dort S. 67).

Wenn man sich mit den zahlreichen Variationen zur Passion Jesu befaßt, die Alfred Hrdlicka geschaffen hat, dann fällt auf, daß sie sich insgesamt einigen klassischen Stationen der Ikonografie des Kreuzweges zuordnen lassen. Auf diese Weise schreibt Hrdlicka eine alte und doch zugleich neue Passion. Es ist die Passion des Jesus von Nazaret im Kreuzweg von Alfred Hrdlicka. So sehr er sich, wie viele andere Künstler dieses Jahrhunderts, immer wieder mit den Themen der Passion auf einer sehr breiten Grundlage auseinandergesetzt hat, so wenig ist er einem Thema ausgewichen, um das sich eigentlich alle anderen herumdrücken: dem der Auferstehung. Die Auferstehungsverheißung findet er für die Religion gemäß, weil sie in der Funktion steht, für den einzelnen Menschen eine reale Lebensbewältigung zu leisten. Ohne Auferstehung könne eine solche nicht gelingen, und die Vision der Auferstehung sei für den christlichen Glauben zunächst einmal eine Tatsache. Neben anderen Erklärungen über den Tod sei diese im übrigen noch die realistischste. Die Auferstehung von den Toten, so erklärt er in Gesprächen, erscheine ihm als religiöse Vision möglich. Der Mensch werde geboren, lebe und sterbe – und dann ist er tot. Wenn sein Leben aber einen religiösen Sinn haben soll, dann kann er auch von den Toten auferstehen.

Die Christusfigur ist für Hrdlicka ein Hoffnungsträger. In ihr bewältigt der Mensch sein Leiden durch die Perspektive der Überwindung. Wie sich ihm diese vermittelt, ist eine andere Sache. Wie sie sich theologisch ausdrücken läßt, ebenfalls. Dieser unbesiegbare Mensch Jesus ist ihm ein positives Zeichen, das sich gegenüber allen dunklen Mächten der Finsternis behauptet. So setzt er beispielsweise in einem frühen Ölbild Hitler unter die Schergen bei der Gefangennahme Christi.

Unter dem Titel »Verspottung Christi« versucht er eine andere Aktualisierung eines alten Themas. Aus einem großen Marmorblock unternimmt er es, ein Denkmal für die sandinistischen Revolutionäre gegen das Somoza-Regime in Nicaragua zu schaffen. Hrdlicka sieht sowohl in der Südamerikapolitik der Amerikaner wie der Europäer eine Verspottung Christi, der sich viele Christen und auch der Papst schuldig machen. Obwohl es die Aufgabe der Kirche sei, für die Elenden, die Unterdrückten und Armen einzutreten, bleibe sie doch immer wieder die Verbündete der Mächtigen; obwohl sich die Revolution der Sandinisten stark aus der Tradition der sozialen Bewegung in Süd- und Mittelamerika herleitet, distanziere sich die offizielle Kirche von den politischen Verhältnissen und nehme nicht entschieden Stellung gegen amerikanisch-kapitalistische Interessen. Obwohl es für die Sandinisten sicher eine Reihe von Problemen gebe, ihre Macht zu festigen, stünden aber 95% ihrer Anhänger im richtigen Lager. Sie versuchten schlichtweg, den Druck der ausländischen Mächte und großen Firmen abzuschütteln und die Nation zu befreien. Doch gerade darin werden viele Priester und kirchlich Engagierte der römischen Kirche desavouiert. Das Ganze sieht er als eine Verhöhnung der Armen und Unterdrückten, und damit letztlich als eine Verhöhnung Christi an. Deshalb: Verspottung Christi. Auch in der Figur des schikanierten Juden, der von den Nazis gezwungen wird, den Fußboden mit der Zahnbürste zu säubern, sieht Hrdlicka eine Metamorphose der Verspottung Christi.

In die Passionsgeschichte Jesu von Nazaret ist auch das Thema »Marta Beck« aufgenommen worden. Diese Deutsch-Amerikanerin war Hauptakteurin in einem der großen New Yorker Mordprozesse nach dem Zweiten Weltkrieg. Ihre gewaltige Leibesfülle, ihr nymphomanisches Vorleben und ihre große Leidenschaft zu ihrem Mann, einem Heiratsschwindler, dem sie hörig war und der sie zur Mörderin aus

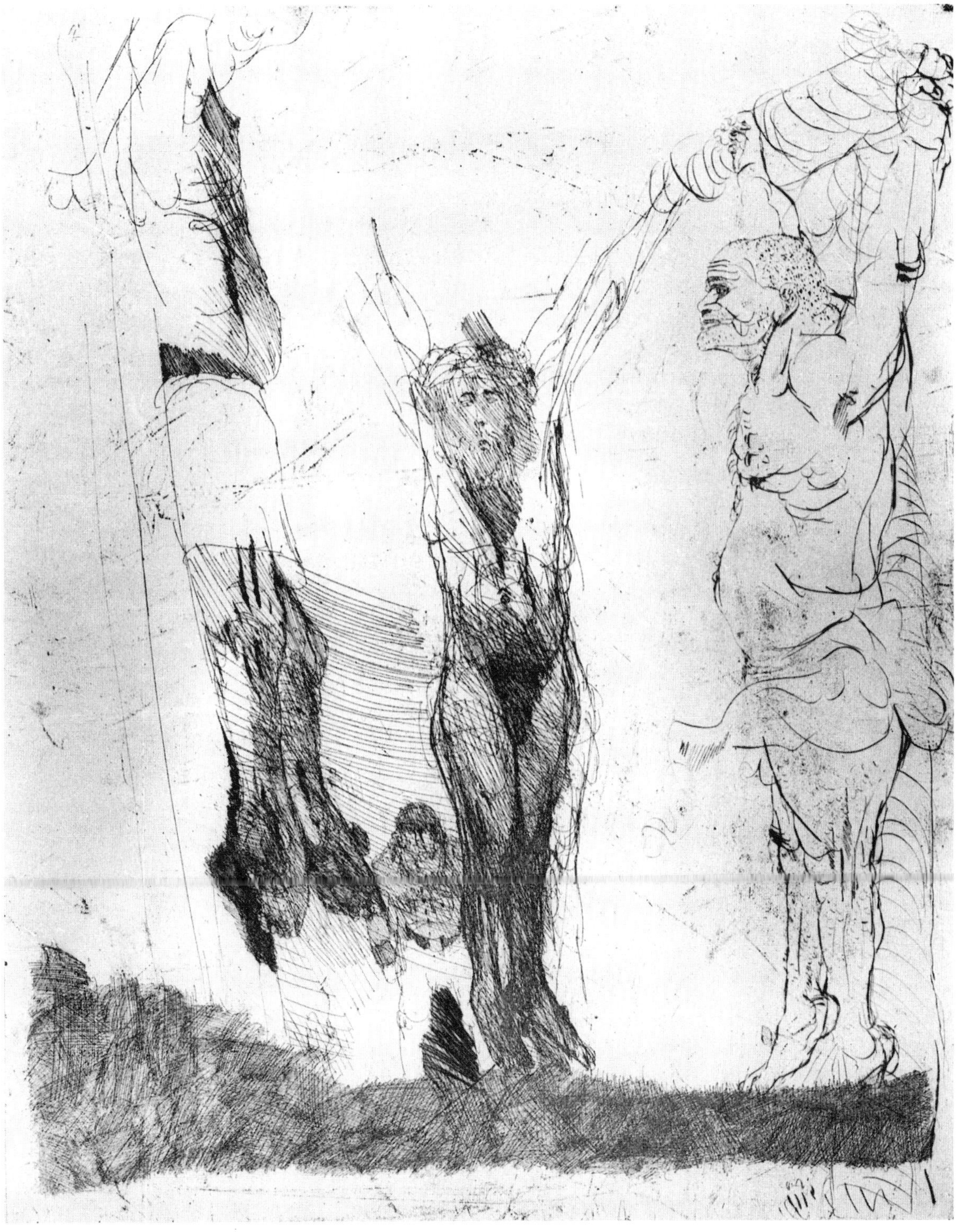

29 Alfred Hrdlicka: Hommage à Lucas Cranach (1972)

Liebe werden ließ, die Hinrichtung der beiden, besonders Martas letzte Stunde, gestaltete Hrdlicka zu einem Zyklus. Dabei bediente er sich der christlichen Ikonografie. »Marta Beck in der Todeszelle« erinnert an Gethsemani, und »Marta Beck und eines ihrer Opfer« nimmt das Thema der Kreuzabnahme auf.

Bei der Überführung der Marta Beck in die Person Christi ist vielleicht am deutlichsten sichtbar, wie wenig sich Hrdlicka in seiner bildnerischen Gestaltung von einer theologischen Raison gehalten und gebunden fühlt und wie sehr er es allein auf formale Aspekte abgesehen hat und nur kunstimmanente Rücksichten gelten läßt. Als Künstler nimmt er sich die Freiheit, inhaltliche Sperren zu überbrücken und im Sinne einer generellen Austauschbarkeit ikonografische Formen frei und ungebunden inhaltlich zu füllen. Die Faszination gegenüber der Figur des linken Schächers bei der Kreuzigung kehrt hier unter anderer Thematik wieder. Es wird deutlich, wie Hrdlicka bei aller ikonografischen, biblischen und historischen Treue sich durch keinerlei Rücksicht bei der Gestaltung seiner Bilder binden läßt. Für ihn trägt das Kreuzgeschehen den Charakter einer allgemeinen Symbolik für das Schicksal des Menschen, ein Schicksal, das unweigerlich inmitten von Freiheitsverwehrung und Lebensbedrohung durch diese hindurchgeht auf ein letztes Ende.

Vier weitere Christus-Arbeiten seien herausgegriffen: die Kreuzigung und das Abendmahl aus dem Zyklus »Plötzenseer Totentanz«, die Skulptur des Gekreuzigten und die Radierung zum Abendmahl nach Pasolini. Den »Plötzenseer Totentanz« schuf Alfred Hrdlicka von 1969 bis 1972 in sechzehn Tafeln von je 3,50 m Höhe und 0,99 m Breite. Sie können heute im Evangelischen Gemeindezentrum in Berlin-Charlottenburg-Nord betrachtet werden. Dieser Totentanz zeigt in locker verbundener Reihe eine Assoziationsfolge von biblischen und gegenwartsbezogenen Themen, welche gegen Menschen gerichtetes Unrecht, Gewalt und Tod darstellen.

Die »Kreuzigung« ist ein Thema, das Hrdlicka während seiner künstlerischen Laufbahn immer wieder aufgegriffen und in verschiedenen Techniken gestaltet hat. Die Kreuzigungsszene des Plötzenseer Totentanzes besteht aus drei Tafeln, von denen je eine die Schächer und Christus abbilden. Im Unterschied zum traditionellen Triptychon sind formale und inhaltliche Merkmale zur Betonung der Mitte wenig ausgeprägt.

Bei gleicher Größe der Figuren ist die mittlere durch Christus-Attribute herausgehoben: angedeutet sind Dornenkrone, Lanzenstich und Totenschädel. Die Bildidee der schweren, nackten, mit durchbohrten Handgelenken hängenden Körper hat Hrdlicka früh entwickelt. Der Kreuzigungstod – ein Tod durch Kreislaufversagen – ist vor allem als physiologisches Ereignis dargestellt. Die Leiber der Hängenden sind in Einatmungsstellung. Nur bei Christus ist der Unterleib so eingezogen, daß sich eine tiefe Magengrube und breite Zwischenrippenräume mit dünn darüber gespannter Brustmuskulatur ergeben. Damit kontrastiert Hrdlicka den trainiert disziplinierten Körper Jesu mit der schlaffen Fettleibigkeit der Schächer und läßt so eine ungewöhnliche Art der Hervorhebung von Jesus entstehen. Die metaphysische Erhöhung von Jesus wird ins Physische transponiert.

Diese Kreuzigung findet in einem profanen Innenraum statt. Sie erfährt außerdem eine Aktualisierung, indem sie über die Raumandeutung der »Hinrichtungsstätte Plötzensee«mit dem entsetzlichen Ort eines anderen Leidensgeschehens verbunden ist. Zum anderen transformiert Hrdlicka das Kreuz in nebeneinander hängende Fleischerhaken, an denen die Hingerichteten mit ausgebreiteten Armen wie an einem Kreuz hängen. Golgota und Plötzensee, Kreuz und Fleischerhaken. Vergangen-

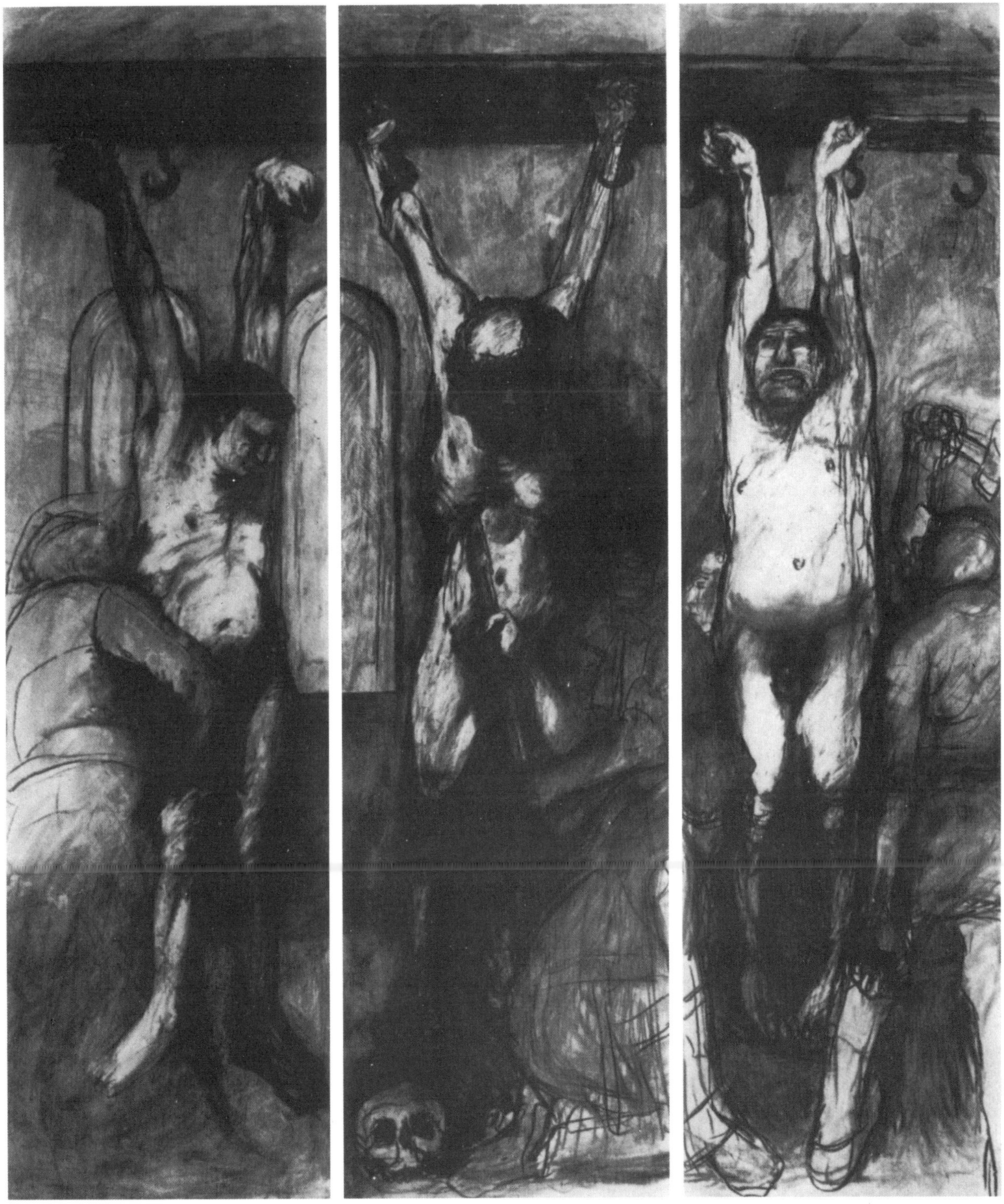

30 Alfred Hrdlicka: Plötzenseer Totentanz (1969–1972)

heit und Gegenwart werden ineinandergeschoben. Das Kreuz wird so ent-ästhetisiert und seine Realität in die Zone der Grausamkeit zurückgerufen.
Das zweite Beispiel für ein Christusbild ist die Zeichnung »Emmausmahl«. Es wurde von Hrdlicka als Bild des christlichen Auferstehungsglaubens geschaffen und soll der Gemeinde, die sich gegenüber den sechzehn Bildern zum Gottesdienst versammelt, Ruhe und Frieden, Trost und Überwindung, Mut und Hoffnung vermitteln. Auf dem Dreitafelbild sieht man einen Innenraum mit zwei rundbogigen Fenstern, die in dem oberen Drittel eine Eisenstange mit Fleischerhaken durchschneidet. In der Mitte des Raumes sitzt frontal zum Betrachter eine helle Gestalt. Zu beiden Seiten hocken einander gegenüber je drei und zwei Gestalten. Nach links wird ein Mann von einem Uniformierten abgeführt. Die Szene erinnert an Menschen, die in einer Gefängniszelle oder in einem Konzentrationslager auf ihr Urteil warten. Den Hinweis auf Emmaus gibt nur die helle Mittelfigur, indem sie, kaum erkennbar, Brot bricht. Nach links wird ein Häftling zur Hinrichtung abgeführt. Er hat einen auffallend aufrechten Gang. Aufgerichtet wurde er durch das Brotbrechen der Licht-Figur. Der Marxist Hrdlicka bezeugt seinen Respekt vor der moralischen und menschlichen Stärke christlicher Häftlinge in den Konzentrationslagern der Nazis.
Im »Emmausmahl« verbinden und vermitteln sich drei Bildinhalte: die Erinnerung an alle Menschen in Gefängnissen, die Erinnerung an die besondere Situation der Inhaftierten des Plötzenseer Gefängnisses und die Transponierung realer Ereignisse in ein christliches Bildthema. Wieder gelingt es Hrdlicka in subtiler Weise, traditionelle und gegenwartsbezogene Themen bildnerisch miteinander zu verbinden.
Das dritte Beispiel, »Der Gekreuzigte«, war Ausgangspunkt für viele Figuren von Alfred Hrdlicka, vor allem aber für die beiden Schächer, die er zunächst als Hängende konzipierte. Dazu der Künstler:
»Der Gekreuzigte erweckte immer wieder heftige Emotionen. Sein prunkvolles Genital wurde von vielen als obszöne Provokation empfunden. Noch gut zwanzig Jahre nach seiner Entstehung mußte ein Bronzeabguß des Gekreuzigten aus dem Priesterseminar in Salzburg entfernt werden. Irgendwelche abwegige Zöglinge beschmierten den Gekreuzigten an besagter Stelle mit Exkrementen...«
Wie immer, der »Gekreuzigte« ist ein sehr schlanker Torso mit einem Halsstumpf und oberhalb der Knie abgeschlagenen Oberschenkeln und abgewinkelten Armstümpfen. Er zeigt einen sehr längsgezogenen, hochgestemmten Brustkorb und fällt durch eine deutliche Zurücknahme des Magen-Darm-Bereichs auf. In den Blick fällt die Seitenwunde unterhalb des Brustkorbs und ein relativ stark ausgeprägtes männliches Geschlechtsteil. Dieser Torso zeigt ein gequältes und vergehendes Leben, dessen Lebenssaft eben nicht als Blut und Wasser aus der Seitenwunde, sondern wie aus den Baumstümpfen auszubluten scheint. Es ist ein Mensch in aufblühender Geschlechtlichkeit und zermarterter Vergänglichkeit. In dieser Gegensatzeinheit ist die Figur Sinnbild für die am inkarnatorischen Gedanken orientierte Kunst von Alfred Hrdlicka. Sie strahlt alles andere aus als Transzendenz und entwirft doch gerade in der ihr immanenten Spannung die krummen Linien, auf denen transzendente Kraft »gerade zu schreiben« versteht.
Die vierte Arbeit kombiniert die Kreuz-Ikonografie mit der Biografie von Pier Paolo Pasolini. Anlaß zu dieser großen Radierung und ihren Vorstudien war ein Besuch in Mailand, wo Alfred Hrdlicka das wohl berühmteste Bild der abendländischen Malerei besichtigte, Leonardos Abendmahl. Im Refektorium des Klosters war gerade der letzte Tag der Restaurierung des Bildes. Noch in Gedanken an die eben fertiggestellte Radierungsfolge über Pasolini steht

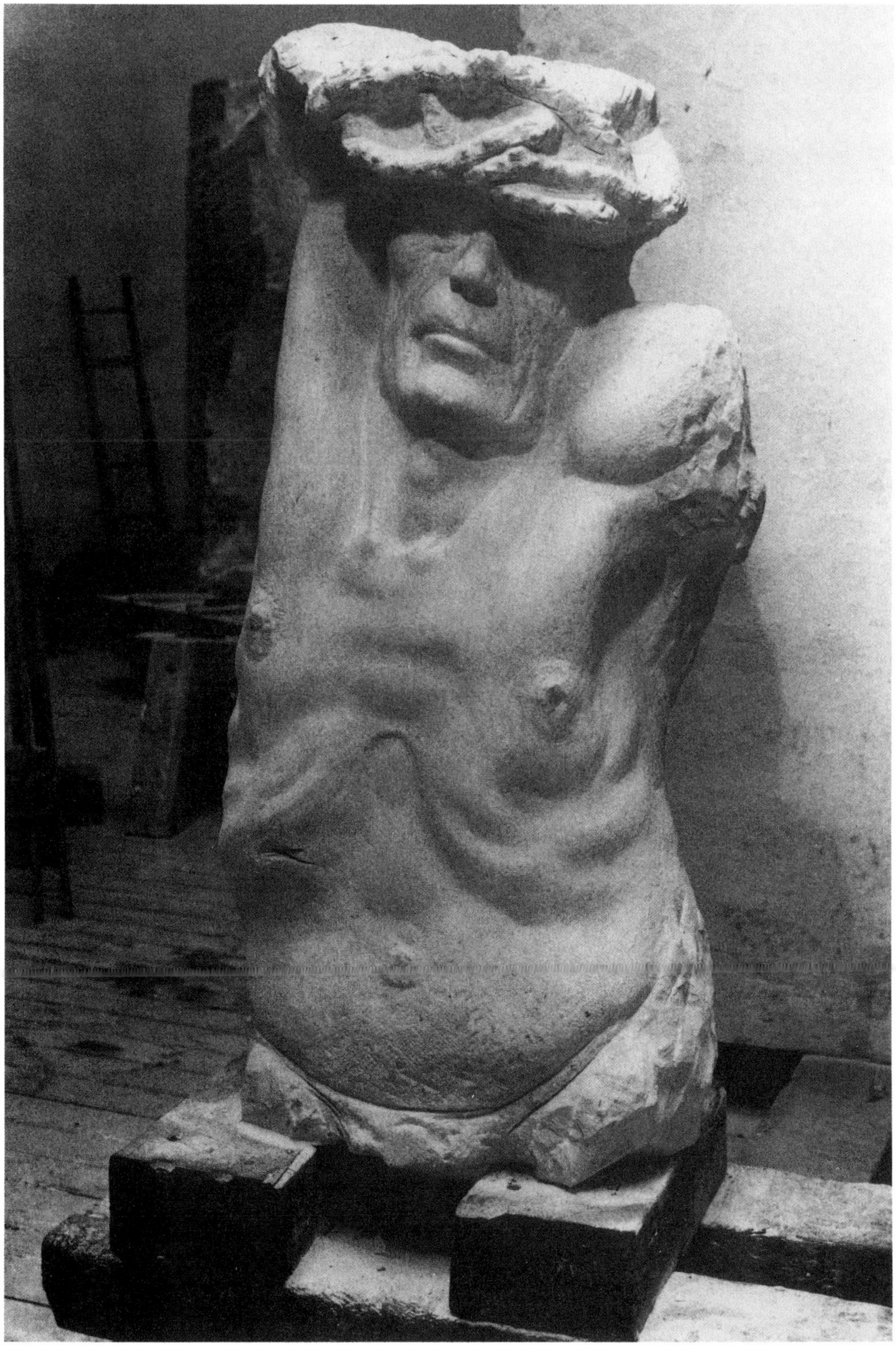

31 *Alfred Hrdlicka: Hommage à Pasolini (1983)*

Hrdlicka da und schaut sich die Abräumarbeiten an. Dabei denkt er sich, wie die Restaurierung wohl ausgegangen wäre, wenn Pasolini das Gemälde überarbeitet hätte. Jede Restaurierung stellt ja immer auch eine Manipulation dar. Als er nach Hause kam, hatte er diese Vorstellung im Kern bereits konzipiert und konnte sie skizzieren. Zentrales Ereignis war für ihn der Beschluß des Judas, Christus zu verraten. Er wird daher wirklich zur Hauptfigur, die dann, alle überragend, auf dem Tisch steht. Der einzig ruhende Pol im Bild ist Christus in der Mitte, wie er, unberührt von der Turbulenz um ihn herum, behaglich seine Spaghetti ißt. Judas dagegen steht auf dem Tisch und spielt die Kreuzigung, fast als würde er sich und den Zuschauern vorführen, wie die Konsequenz seines beschlossenen Verrates aussieht. Diese Szene ist eingebettet in die große Enttäuschung, die nach Hrdlicka anhob, als allen klar wurde, daß nun alles »aus« ist. In Hrdlickas Vorstellung beginnt die letzte Stunde ihres gemeinsamen Weges. Angesichts einer offensichtlichen Vergeblichkeit und Sinnlosigkeit fallen alle Hemmungen. So ufert das Abendmahl zu einem großen Gelage und zu einer gewaltigen Hemmungslosigkeit aus. Die ehemaligen Gefährten fallen über einander her; sie tun so, als liebten sie sich, und doch hassen sie einander. Auch die gewaltlose Revolution der Liebe frißt ihre Kinder. Und doch hält auch hier ein Christus die Kraft seiner Gewaltlosigkeit durch. Ein Zeichen der Hoffnung wider alle Hoffnung? Die Antwort ist dem Betrachter aufgegeben.

Hrdlicka ist theologisch nicht uninformiert. Er weiß um die Nähe, in der seine Kunstauffassung zu zentralen Auffassungen der christlichen Theologie steht. »Alle Macht in der Kunst geht vom Fleisch aus«, und daneben: »Alle Macht in der Religion geht vom Fleisch aus«. Hrdlicka weist dem Fleisch in der Religion die gleiche Stellung zu wie in der Kunst. Und in der Tat, vom Fleisch ist vielfältig die Rede in der Heiligen Schrift: über 400 Mal. Am deutlichsten kommt es im Johannesprolog zur Sprache: »Und das Wort ist Fleisch geworden und hat unter uns gewohnt«.

Gottesoffenbarung ist Christusoffenbarung, und diese geschieht in der Fleischwerdung. Ein Blick in das erste Kapitel des Johannesevangeliums erschließt die johanneische Dimension der Kunst von Alfred Hrdlicka. Der »Logos« wird hier auf das engste mit »Fleisch« zusammengebunden, er geht in Fleisch ein, er hüllt sich in Fleisch, er wird Fleisch, das leidet bis in den Tod, bis in den Staub der Vergänglichkeit.

Was die Evangelisten ins Wort bringen, das haben viele Maler der Kunstgeschichte nach den unterschiedlichsten Gesichtspunkten immer wieder neu zu übertragen und für ihre jeweilige Zeit einzuholen versucht. In dieser Reihe ist auch das Bemühen von Alfred Hrdlicka zu sehen. Freilich, er greift Jesus von seiner Außenseite, von seinem Erscheinungsbild, wo seine Menschlichkeit konkret wird, dem Fleisch und der Haut in dem unmittelbaren Einfluß entlang, und er greift ihn mit dem interessierten Blick eines Marxisten, eines offensiven Intellektuellen, mit dem kritischen Blick eines Künstlers, der darin seinen Zeitgenossen einen Spiegel vorhält, wie sie selbst mit dem Menschen umgehen. Für viele mag dies nicht genügen. Viele wünschen sich von einem Maler, daß er sich auch persönlich und existentiell zu seinem Motiv bekennt. Aber gibt es eigentlich etwas Größeres für die »christliche Kunst«, als daß ein Künstler sich als Künstler auf die Religion und auf die Gestalt Jesu einläßt? Und reicht der Künstler seine Gestaltung nicht gewissermaßen an den Betrachter weiter und macht es ihm zur Aufgabe und zum Auftrag, sich mit dem Bild und seinem Gehalt näher zu befassen?

»Es kann eine Stadt, die auf dem Berge liegt, nicht verborgen bleiben.« Dieser Satz war für Hrdlicka, wie er einmal bekannte, ein sehr existentieller Hoffnungssatz, der ihm den Glauben an sich selbst und an seine eigene Zukunft ermöglichte. So ist dieser Satz Jesu an seinem Leben gewissermaßen wahr geworden. Ein solches Wahrwerden christlicher Verheißungsdimensionen, wie sie sich in der Bergpredigt niederschlagen, ist als Möglichkeit den Figuren und Zeichnungen Hrdlickas immanent. Sie wahr zu machen, ist Aufgabe des einzelnen Gläubigen, und zwar genau an dem Ort, an dem er sich mit der Figur Christi identifiziert, bzw. von ihm gedeutet und angesprochen fühlt.

Friedhelm Mennekes

III

Hinweise und Grenzüberschreitungen – Die Wahrheit des Materials im Werk von Horst Egon Kalinowski

Horst Egon Kalinowski wurde 1924 in Düsseldorf geboren. 1945- 48 Studium an der Kunstakademie Düsseldorf. Seit 1950 lebt er in seiner Wahlheimat Paris. 1950-52 Studium an der Académie de la Grande Chaumière. Ab 1968 Lehrtätigkeit. Seit 1972 Professur an der Staatlichen Akademie der bildenden Künste, Karlsruhe. Zahlreiche Studienreisen außerhalb Europas. Wechselnde Aufenthalte in Deutschland und Frankreich.

Grenzüberschreitungen sind das zentrale Thema im Leben und Werk Horst Egon Kalinowskis. So wenig für den vielgereisten (und viel reisenden) Künstler Ländergrenzen Barrieren bilden, so sehr ist sein Werk frei von jeglicher Festlegung auf einen bestimmten Gattungsbegriff. Kalinowskis Objekte sind Pendler zwischen Kunstwelten. Sie überwinden Schranken, sind Formen der Entgrenzung und als solche irritierend, provozierend und faszinierend zugleich.

Kalinowskis Oeuvre wurzelt in der traditionell akademischen Ausbildung. Sie ist der Hintergrund, von dem aus man die vielen Übergangsformen, Mischtechniken und unterschiedlichen Materialien, die in seinen Objekten realisiert werden, begreifen kann. Das künstlerische Experiment, dem Kalinowski vor allem verpflichtet ist, ist Ausdruck der Suche des Künstlers nach Überwindung gängiger Ausdrucksformen und Zeichen seines Selbstbewußtseins als Schöpfer, der bildend in die Welt eingetreten ist.

Kalinowskis Werke sind bewußt komponierte Formen der Irritation. Er setzt unterschiedlichste Werkstoffe, Farben und Formen in neue, komplexe Zusammenhänge. Alte Bezüge lösen sich, neue entstehen. Diese Technik schafft Distanz zu Bekanntem und läßt Unbekanntes näherrücken. Seine *tableaux-chasses* sind offene Kästen, meist aus Holz hergestellt, in denen der Künstler eine Reihe von Materialien wie z. B. Stoffreste, objects trouvés usw. organisiert. Aus diesen »Schau«-Kästen (Kalinowski selbst spricht von »Inszenierungen«) entsteht die geschlossenere Form der *caissons*, das sind mit Leder überzogene Kästen, die eine Vorstufe zu seinen Plastiken bilden. Eine dritte Form solcher Objekte klassifiziert Kalinowski selbst als *ensachements*, also als »eingesackte« Kunstwerke. Dies sind Beutel, Taschen und Säcke aus Leder, die zum Teil mit Gewichten beschwert sind. Aber auch diese von Kalinowski selbst streng unterschiedenen Formen sind wiederum Vorstufen zu weiteren Entgrenzungen. So entsteht ein sich selbst reproduzierendes Kontinuum im künstlerischen Werk Kalinowskis, ohne Stillstand und einladend, sich mit ihm auseinanderzusetzen.

Leder ist für Kalinowski der herausragendste Werkstoff. Im alltäglichen Gebrauch findet man verschiedene Anwendungsbereiche dieses Materials, z. B. als Schuhwerk, Riemen, Gürtel, Bekleidungstück, Möbel usw. Leder hatte in früheren Zeiten eine starke mythologische Funktion, die sich in seiner heutigen repräsentativen Eigenschaft als kostbares Material zum Teil erhalten hat. Dieses Material ist über die Jahrtausende hinweg mit zahlreichen Bedeutungen aufgeladen worden, die in ihm wie in einem Behältnis ruhen. Befreit man das Leder aber

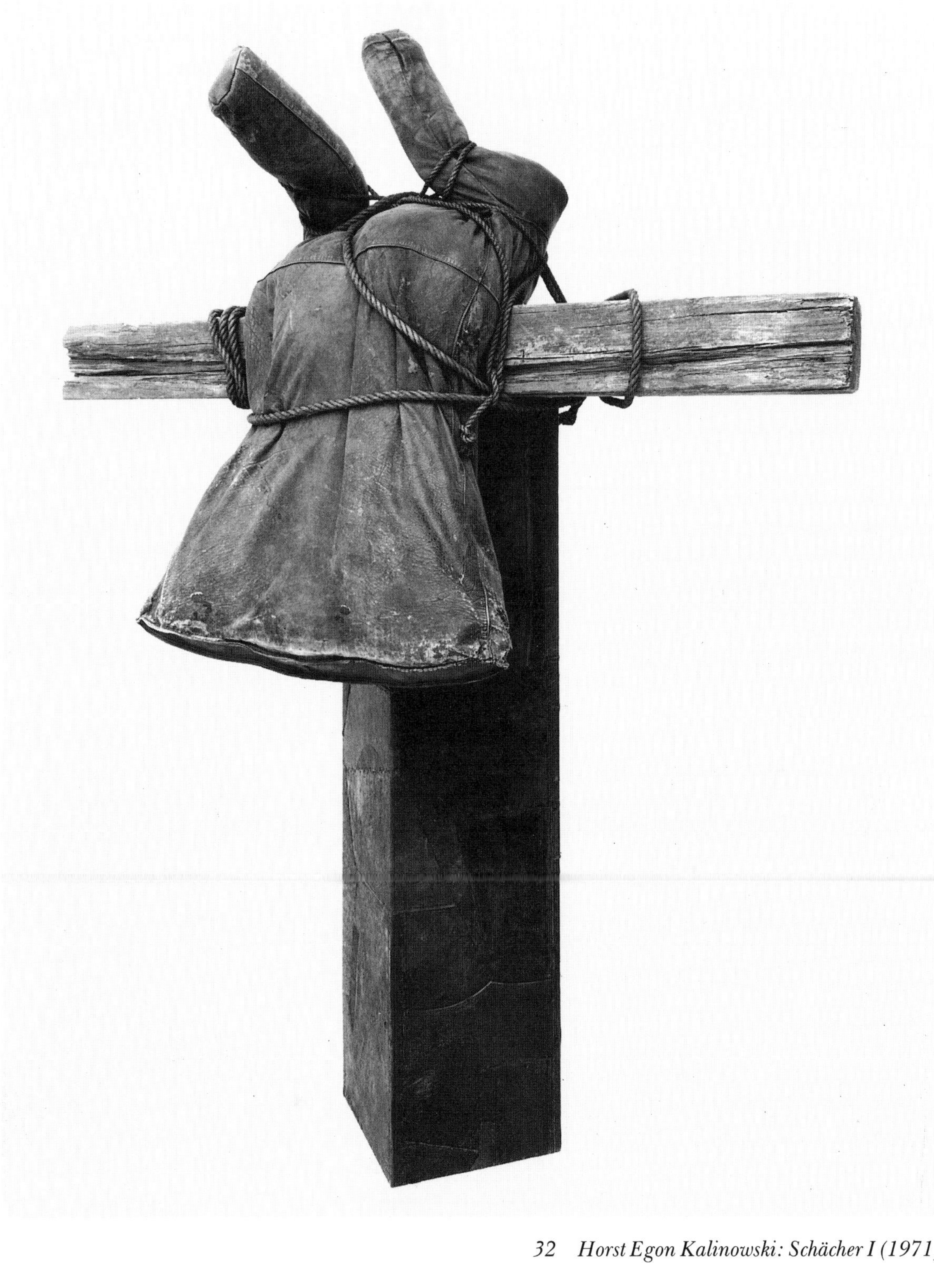

32 Horst Egon Kalinowski: Schächer I (1971)

von seinen funktionalen Bezügen als alltäglichem Gebrauchsgegenstand, so entstehen Wirkungen, Spannungen und Reminiszenzen, die sich weit in die Vergangenheit der Menschen zurückverfolgen lassen.
Leder ist haltbar gemachte Haut. Die Haut ist das größte Organ des Menschen. Sie stellt unsere Schranke zwischen außen und innen dar und bildet sowohl die Grenze des Menschen – als äußere Hülle – als auch eines der wichtigsten Mittel für seine Entgrenzung – als Sinnesorgan. Leder ist ein anderer Aggregatszustand der Haut und verweist zugleich auf das Leben und auf die Vergänglichkeit. Vom Leben stammt es ab, wie es von beiden Zeugnis abgibt.
Über die Bedeutung des Leders als Arbeitsmaterial für den Künstler sagte Kalinowski:
»Auf der Suche nach einem Material, das am besten geeignet schien, die Art meiner Sensibilität auszudrücken, habe ich das Leder entdeckt (...). Der bevorzugte Gebrauch von Leder erweist sich für mich als Befreiung, nicht als Einschränkung. Im Ausloten dieses Materials, seiner Möglichkeiten und Grenzen, erwerbe ich eine immer tiefere und wirklichere Kenntnis des Leders. Leder ist für mich gleichbedeutend mit Haut. Seine Herkunft von einem bestimmten Tier, seine vorherige Verwendung, sind keine Hilfe für mich. Im Gegenteil, ich versuche, diese ursprünglichen Zustände zu vernichten, um die Dichte des Leders wirksamer zu machen, befreit von jeder Anekdote. Haut schließt für mich Elastizität, Durchlässigkeit und Undurchlässigkeit ein. Sein Vermögen, sichtbar auf jede Art von Reiz zu antworten, als ob es ein Sinnesorgan hätte; die verschiedenen Vorgänge seiner Geburt und seines Todes, seiner Erhaltung und Erneuerung, all das, was Spuren hinterläßt, ist für mich unendlich wertvoll, um die hochempfindliche Sensibilität zu beweisen.«[1]
Diese vielschichtigen und spannungsreichen Dimensionen klingen an, wenn man Kalinowskis Lederobjekte eingehend betrachtet. Man darf sogar fragen, ob Kalinowski ohne das Material Leder seine künstlerischen Absichten überhaupt umsetzen könnte. Dabei genügt es ihm nicht allein, unterschiedliche Arten von Leder für seine Objekte zu verwenden, sondern er bearbeitet es auch in sehr unterschiedlicher Weise: Er durchlöchert, durchstößt, zerritzt und manipuliert das Material derart, daß natürliche Eingrabungen wie Falten, Narben oder Verletzungen überdeckt oder durch die Bearbeitung ergänzt werden. Die so natürlich hervortretenden bzw. kunstvoll geschaffenen Strukturen geraten zur Chiffre der künstlerischen Intention. Kalinowskis Lederobjekte erscheinen als Symbol einer unheilen Welt, die verletzbar ist und im Zustand des Leidens zurückgelassen wird.
Der Opfercharakter, den diese Objekte haben, spiegelt sich auch in den Titeln zahlreicher seiner Werke wider: »Golgatha«, »Penitent« (Büßer), »Larron« (Schächer), »Les otages« (Die Geiseln) oder »Signe d'un Sacrifice« (Zeichen einer Opferung). In der Kunst ist die Opferdarstellung der negative Bezugspol zum schönen Arkadien. Wie dieses, so hat das Motiv des Opfers stark utopische Züge, die auf Überwindung bestehender Mißverhältnisse oder Daseinsstufen abzielen. Der Opfergedanke weist auch über sich hinaus, da er in einer vermeintlich heillosen Welt sinnstiftend wirken kann: »Die Werke sind schließlich und vor allem ein Mittel meiner eigenen Daseinsbewältigung«[2], urteilte Kalinowski. Diese Aussage manifestiert sich besonders in dem »2 N'59« betitelten Objekt, für das ein geschnürter und kopfüber gehangener Ledermantel des Künstlers verwendet wurde. Dieses Arrangement assoziiert das Bild der Kreuzigung Petri als Zeichen des durch Martyrium überwindbaren Leidens.
Einen gegenläufigen Zug zu den religiösen Bezügen bilden die archaischen Bezüge der Objekte Kalinowskis. Sie entstehen durch die Verwendung alter

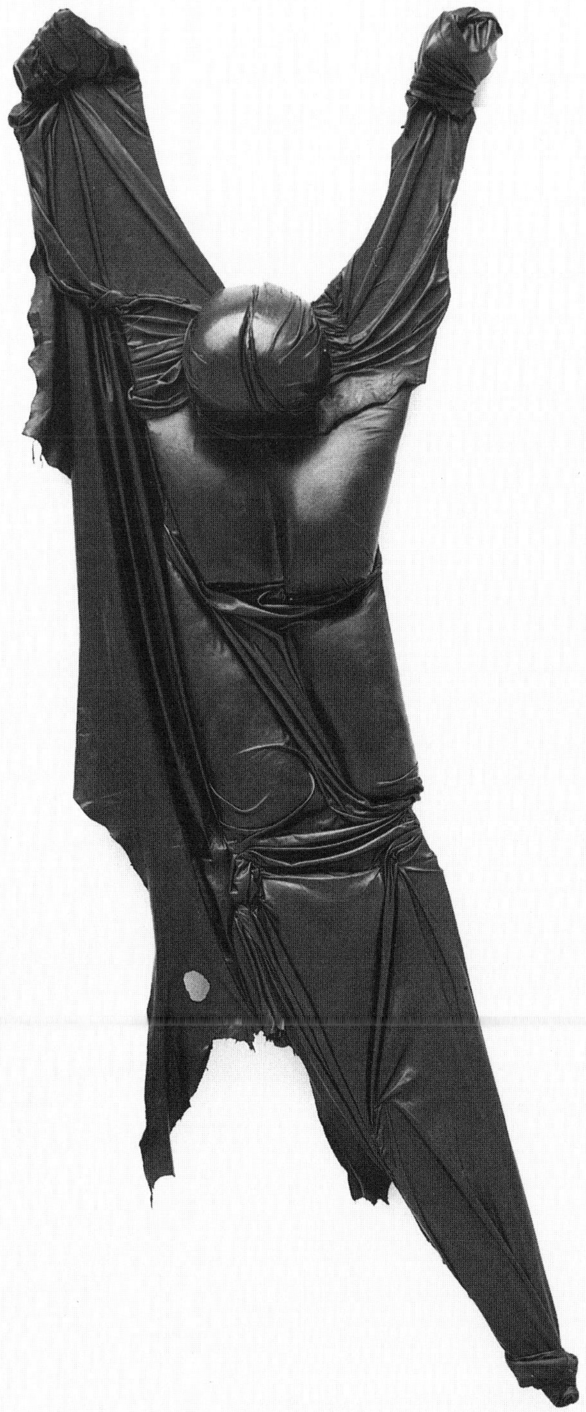

33 Horst Egon Kalinowski: Verklärung (1984)

Lederreste, geheimnisvoll erscheinender Tätowierungen, dunkler Erdfarben oder bestimmter Kompositionstechniken. Diese Verfahren der Objektverschiebung verweisen auf mythische Zustände, die ihrerseits neue Perspektiven eröffnen: Indem verborgene Ängste, Bedrohungen, Instinkte oder Wünsche wachgerufen werden, erfährt der Betrachter weitere Formen der Entgrenzung seiner Existenz.

Neben solchen hintersinnigen Aspekten im Oeuvre Kalinowskis spielen auch körperliche Bezüge bei den Lederobjekten eine besondere Rolle. Es ist bekannt, daß Leder eine animalische, magische, wenn nicht gar sexuelle Ausstrahlung haben kann. Man ist geneigt, über das Leder zu streichen, es zu berühren, seine Unebenheiten und Feinheiten zu spüren. Diese Gegensätzlichkeit macht die ambivalente Eigenschaft des Leders aus, die auch in Kalinowskis Arbeiten deutlich wird: Sie sind hart und weich, glatt und faltig, verschnürt und offen, spröde und zugänglich, abstrakt und konkret. Damit sind die Objekte Kalinowskis sinnlich gewordener Ausdruck unserer modernen zerrissenen Existenz, die keine Einheit mehr bildet, sondern allenfalls ein disparates Nebeneinander verschiedener Einzelbereiche (wie z. B. Familie, Beruf, Staat, Verbände usw.) ist.

Die Lederarbeiten Kalinowskis bekommen durch die ihnen anhaftende Polarität aber nicht zuletzt eine aufregende kunsttheoretische Bedeutung. Wenn das Kunstwerk als Objekt der Betrachtung vor allem auf die menschlichen Sinne einwirkt, so ist es doch das Schicksal der Kunst – vor allem wenn sie von Kunstbetrieb und Museen vereinnahmt wird –, vom Tastsinn nicht mehr erfahrbar zu sein. Die so anrührende, aber doch im wahrsten Sinne des Wortes unberührbare »sinnliche« Kunst steht dem Betrachter damit zugleich sehr fern und sehr nah. Sie drängt sich ihm auf, ohne daß tätsächlich Nähe – im ertastbaren Sinne – entstehen kann. Andererseits sind auch die Versuche des Künstlers, sich seinem Publikum zu nähern, Formen der Entgrenzung, der paradoxerweise Grenzen gesetzt sind. Kalinowskis Kunstobjekten gelingt es, dieses Dilemma moderner Kunst im Akt der Kunstbetrachtung selbst zu vermitteln.

Für Horst Egon Kalinowski eröffnet die Kunst einen möglichen Weg zum Leben. Er zeigt, daß unser Dasein nicht durch Einengung, sondern durch Offenheit bestimmt ist. Das Überschreiten von Grenzen aber macht neue Hindernisse sichtbar, die wiederum überwunden werden müssen. Dieses Prinzip, das in aller menschlichen Existenz unablässig fortwirkt, objektivieren die Lederarbeiten Kalinowskis. Was er an Entgrenzungen in seinen Werken versucht, ist ein Angebot, auf das sich einzulassen unbedingt lohnt.

Dem religiösen Betrachter werden die Werke Kalinowskis sowohl in ihrer sinnlich entgrenzenden Ausstrahlung als auch in ihrer ikonographisch bedingten Assoziationskraft durchsichtig werden können: Nicht zuletzt auf den, von dem es heißt, daß seine Gestalt nichts unverletzt Schönes mehr an sich hatte, der seine Haut im wahrsten Sinn des Wortes zu Markte tragen mußte. Transformatorisch, dennoch persönlich konkret mögen diese Werke in ihrer spezifischen Materialbeschaffenheit und -bearbeitung dem christlichen Beschauer etwas von der geheimnisvoll verborgenen Nähe des Mannes von Golgota erfahrbar machen. Ohne je festlegen zu wollen, führt Kalinowski in solche freien Dialogsituationen. Er formuliert in einem Gespräch:

»Das Christusbild, das wir durch die Jahrhunderte in der Kunstgeschichte gesehen haben, diente dazu, diesen ungewöhnlichen, sendungsbewußten Menschen nahezubringen, anschaulich zu machen. Die Künstler entwarfen ein vorgestelltes, imaginäres Idealporträt. Eine solche Illustrierung genügt uns heute nicht mehr. Infolgedessen ist für mich eine bildhaft erzählerische Christusdarstellung nicht machbar. Ich kann keinem zumuten, diesen außergewöhnlichen Botschafter in der Form einer beschränkten

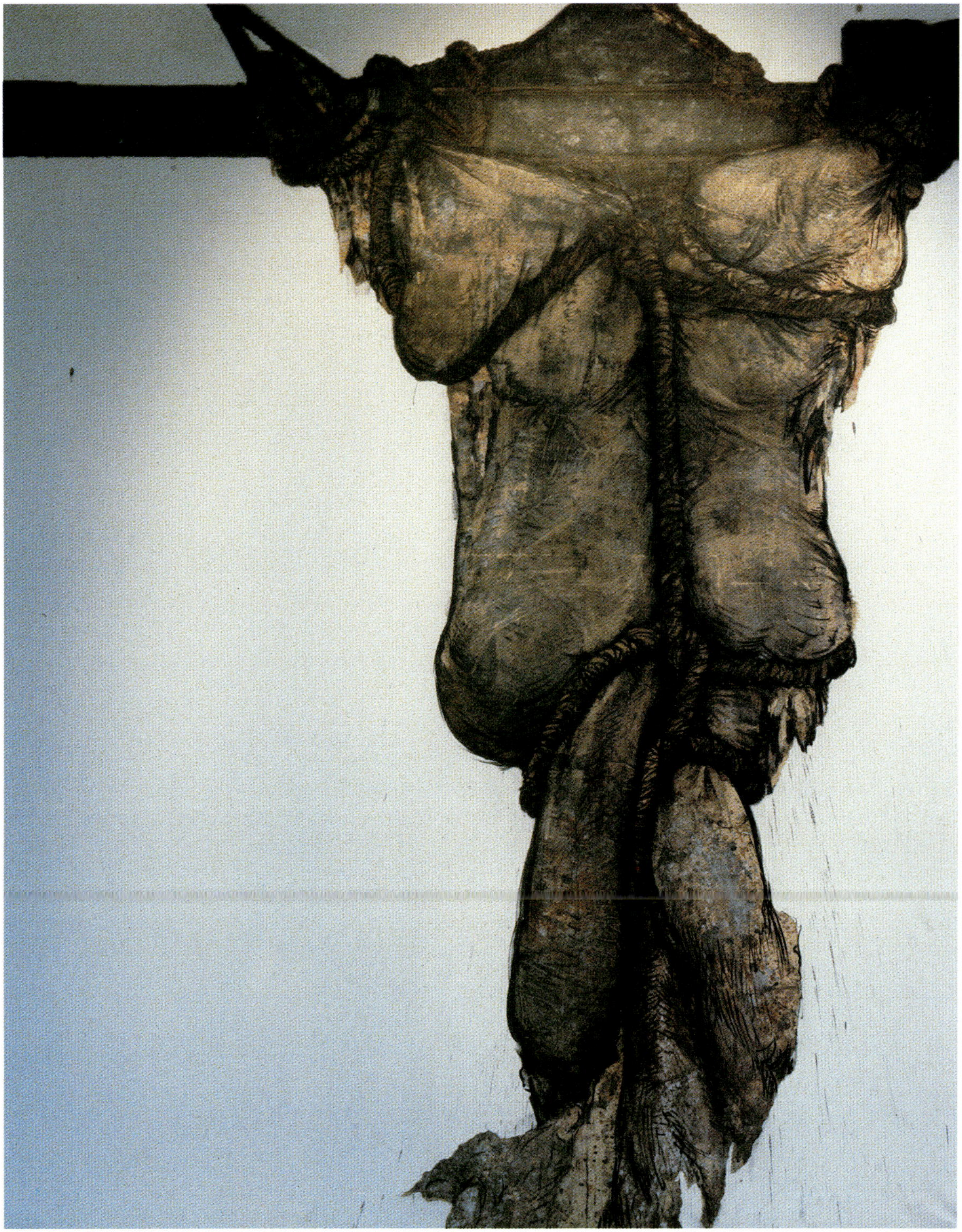

34 Horst Egon Kalinowski: Schächer (1974)

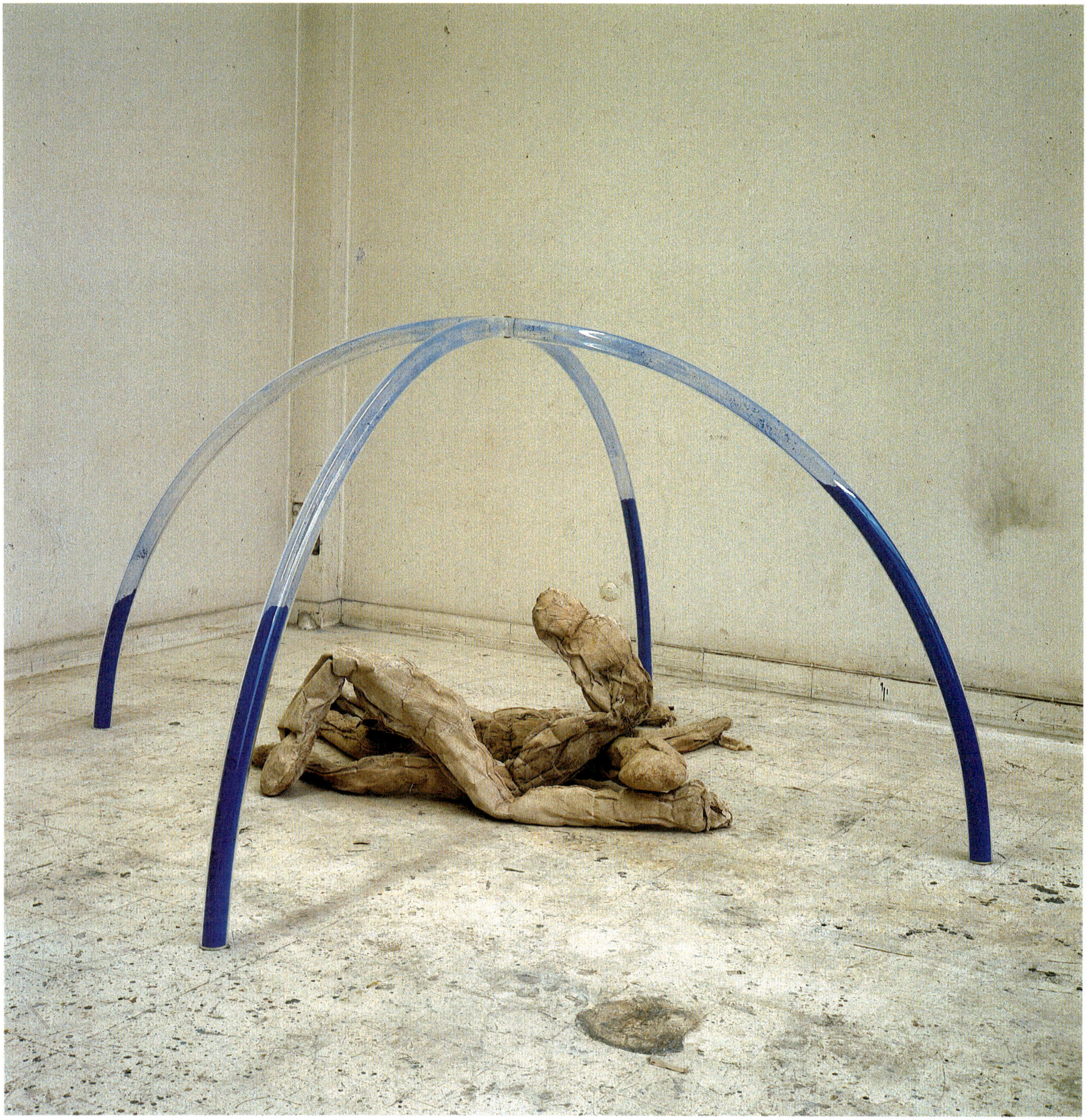

35 Jürgen Brodwolf: Gewölbe (1987)

bildnerischen Aussage anzuerkennen und als Meditationsgegenstand zu wählen. – Im besten Falle wären Zeichen dafür zu setzen, die die Vorstellung des Gläubigen nicht beeinflussen und nur Hinweise sind. Jeder sollte sich vielmehr auf seinen Glauben verlassen und in solchem Bewußtsein An-Schauung haben.«[3]

Giovanna Pisacane-Rudorf

Anmerkungen

1 *Jean Dewasne/Pierre Bettencourt/Pol Bury:* Kalinowski, Stuttgart 1975, S. 59f.

2 Ausstellungskatalog Wilhelm-Lehmbruck-Museum, Duisburg 1967: Horst Egon Kalinowski, Heidelberg 1982.

3 In: *Franz Joseph van der Grinten/Friedhelm Mennekes:* Menschenbild – Christusbild, Stuttgart 1984, S. 130.

IV

Figuren als Chiffren – Umhüllung und Offenheit im Werk von Jürgen Brodwolf

Jürgen Brodwolf wurde 1932 in Dübendorf bei Zürich geboren. Seit 1956 lebt und arbeitet er in Malsburg-Vogelbach im Südschwarzwald. 1976-82 Professur für Zeichnen an der Fachhochschule für Gestaltung, Pforzheim. Seit 1982 Professur für Bildhauerei an der Staatlichen Akademie der bildenden Künste, Stuttgart.

»Hier, in diesem Raum habe ich die meiste Zeit meines Lebens zugebracht, mit meinen Händen über dreitausend Figuren geformt, und werde, solange ich lebe, weitere Figuren machen.«
Mit dieser Aussage beendet Jürgen Brodwolf seinen am 13. September 1984 in Vogelbach verfaßten Lebenslauf. Und man glaubt ihm unwillkürlich; denn im Gespräch über seine Figuren bleiben seine Hände kaum ruhig. Das, was er mit Worten ausdrückt, scheint er mit den Händen gleichzeitig plastisch zu formen.
Mehr als dreitausend Figuren in etwa fünfundzwanzig Jahren! Und immer wieder die Figur auch in der Zeichnung! – Da mußte sich der heute anerkannte Zeichner und Bildhauer auch schon mal die Frage gefallen lassen, ob das alles nicht nur eine Masche sei, ein Gag. Es ist die Frage, die Brodwolf sich selbst ernsthaft vorgelegt hat.
1959, noch während Jürgen Brodwolf seinen Lebensunterhalt als Freskenrestaurator, Glasmaler und Grafiker verdient, entdeckt er die Tuben-Figur. Ausgedrückte Farbtuben auf dem Staffeleitisch des noch dem Informel verpflichteten Malers führen zur Form-Assoziation »Figur«. Künstlerisch fruchtbar gemacht wird sie jedoch erst Jahre später: Tuben-Figuren werden als Figurinen in kleine Guckkästen hineingesetzt. Die Verwendung von Walzblei ermöglicht die Vergrößerung des ehemals kleinen Modells zu lebensgroßen Figuren. Aber sie bleiben, übrigens bis heute, mit den Händen formbar. Sie werden mit Wachs überzogen, mit Tüchern umhüllt oder mit lehmgetränkten Binden bandagiert, bleiben gleichermaßen aber auch unverhüllt.
Die vollplastische Figur wird aber auch wieder in die Fläche zurückgeführt. Dann wandeln sich vielfach die Materialien, und alte, schon einmal bemalte Leinwand, Pappe oder grobes, handgeschöpftes Papier rücken in den Vordergrund. Immer neue Figuren entwickeln sich aus dem Urmodell der Tuben-Figur. Das Bedürfnis, jahrzehntelang an und mit dieser seiner Figur zu arbeiten, erklärt Brodwolf für sich selbst mit einem Rückblick auf seine Kindheit. Als Erwachsener findet er zurück zu den Urfiguren seiner Kinderzeit, zu den Phantasiegestalten aus Hölzern, Steinen und Stanniol, die ihm einmal die fehlenden Spielgefährten ersetzt haben. Diese Urfigur, die Tuben-Figur, ist ihm Chiffre für den Menschen, für Menschsein geworden.
Aber diese Chriffre für den Menschen ist nicht Abbild des Menschen. Das wird ganz deutlich, wenn man Gestalt und Material aufmerksam anschaut. In keiner Phase unternimmt der Künstler den Versuch, dem Betrachter die Illusion einer menschlichen Gestalt zu vermitteln. Statt dessen bildet er mehr oder weniger plastische Körpr, die entfernt an die menschliche Gestalt erinnern, obwohl ihnen vieles, was den Menschen ausmacht, fehlt: Es sind Torsen, ohne Arme, zumeist ohne Kopf, mit bestenfalls an-

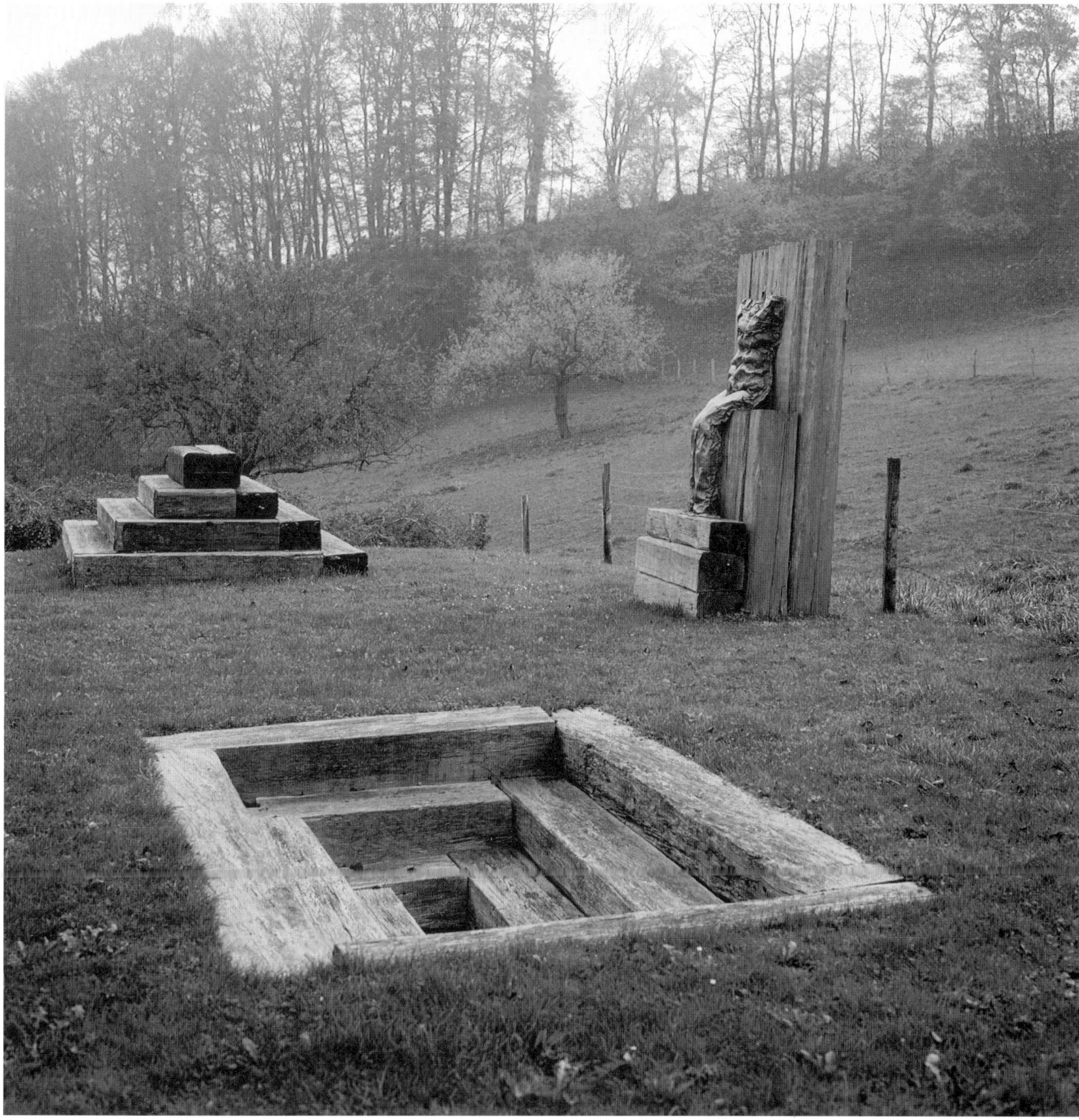

36 Jürgen Brodwolf: Grab – Pyramide – Thron (1979)

gedeuteten Füßen. Jede Individualität fehlt. Nichts deutet auf Geschlecht, Alter, Stimmung hin. Nicht einmal die Grundbefindlichkeit, leben oder tot sein, läßt sich mit Gewißheit feststellen. Auf alle diese Charakteristika, die zur illusionistischen Wiedergabe des Menschen gehören, ist hier bewußt verzichtet worden.

Und die Figur selbst? – Sie bleibt unfertige Hülle, auf der Rückseite offen, so daß das gesamte Innenleben, die Materialien und der Entstehungsprozeß erkennbar sind. Nicht Abbild des Menschen, sondern Kunstfigur aus alltäglichen Materialien. Die großen Figuren, die Jürgen Brodwolf in seinen jüngsten Installationen immer wieder zeigt, bestehen aus Wellpappe, Zeitungspapier und losem Gewebe. Die Wellpappe wird eingeweicht bis sie sich aufzulösen beginnt. So entsteht die Möglichkeit, zwischen die einzelnen Lagen hineinzugreifen und sie mit den Händen von innen heraus zu formen. Die Hohlform wird mit Zeitungspapier ausgestopft und mit Stoff umhüllt, manchmal noch an bestimmten Stellen mit Kordel eingeschnürt. Ihre Farbigkeit erhält sie durch flüssigen Teer, Kreideschlämme oder auch lose aufgestäubte Farbpigmente.

Was immer wieder auffällt, ist das Vorläufige der Figuren. Sie wirken unfertig und damit leicht zerstörbar. Das gilt für das Fragmentarische der Form ebenso wie für die Verletzlichkeit der eingesetzten Materialien. Papier, Pappe und Gaze lassen sich mit der bloßen Hand zerreißen. Die Auflage aus Kreideschlämme bröckelt leicht ab und erinnert so an den bröckelnden Putz alter Häuser. Die braunschwarze Teerfarbe auf manchen Figuren wird bei Hitze weich, und die ganze Figur biegt sich, wenn man sie in der Hand hält. Sie bleibt veränderbar. Und diejenigen, welche mit Farbpigmenten bestäubt sind – auch bei ihnen bleibt die Vorläufigkeit spürbar, denn die Farbpigmente sind nur lose auf den Untergrund aufgestäubt.

Jürgen Brodwolfs Figur ist nicht eindeutig fixiert. Durch diese Offenheit liefert sie sich an den Betrachter aus, der letztlich auch seine eigenen Vorstellungen und Erinnerungen an sie heranträgt. Aber der Betrachter wird auch geleitet, und zwar durch das Umfeld der Figur. Es ist ein Kunstraum, der sich aus unterschiedlichen Komponenten definieren kann: Das ist der Bezug zu weiteren Figuren, zu einer Umhüllung und nicht zuletzt zum architektonischen und geistigen Umfeld. Eine ganz andere Möglichkeit besteht darin, Figuren in einer zeitlichen Abfolge zu präsentieren.

Zeitliche Folge, Veränderung, Entwicklung – dieser Gedanke spielt in den Figurenbüchern, die Brodwolfs bildhauerische Arbeit wie eine Dokumentation immer begleitet haben, eine wichtige Rolle. Es ist ein Gedanke, der sich erst im Prozeß des Machens ergibt, eigentlich das Durchspielen einer Form. Daraus ergibt sich dann der Bewegungsablauf einer Figur oder das sich wandelnde Verhältnis zweier Figuren zueinander, ein Ablauf also. So kann sich aber auch das subtile Zeugnis eines Ausfließens von Farbe herausbilden, die sich durch mehrere Lagen Leinwand hindurch unkontrolliert ausbreitet. Vom Zentrum einer Figur her greift sie auf deren Gesamtheit über – und im nachhinein ergibt sich für Künstler wie Betrachter die Assoziation einer stark blutenden Wunde. Daher der Titel: »Wundbuch«. Erst hier geht die Offenheit des gestalterischen Versuchs verloren. Nicht Veränderung im Bewegungsablauf oder ähnliches, sondern künstlerisches Gestalten und Ausloten einer Situation ist das Anliegen bei Aktion und Installation. Die Figur wird in ihren drei Grundstellungen – Sitzen, Stehen und Liegen – untersucht und in der kompositorischen Wechselwirkung mit einer zweiten und dritten oder sogar noch weiteren Figuren. Vor Jahren hat Jürgen Brodwolf sie noch ungeschützt in öffentlich zugängliche Naturräume gesetzt, gestellt oder gelegt. Er hat sie bewußt den Witterungseinflüssen preisgegeben, und damit auch deren zerstörerischen Kräften. Aber zerstört worden

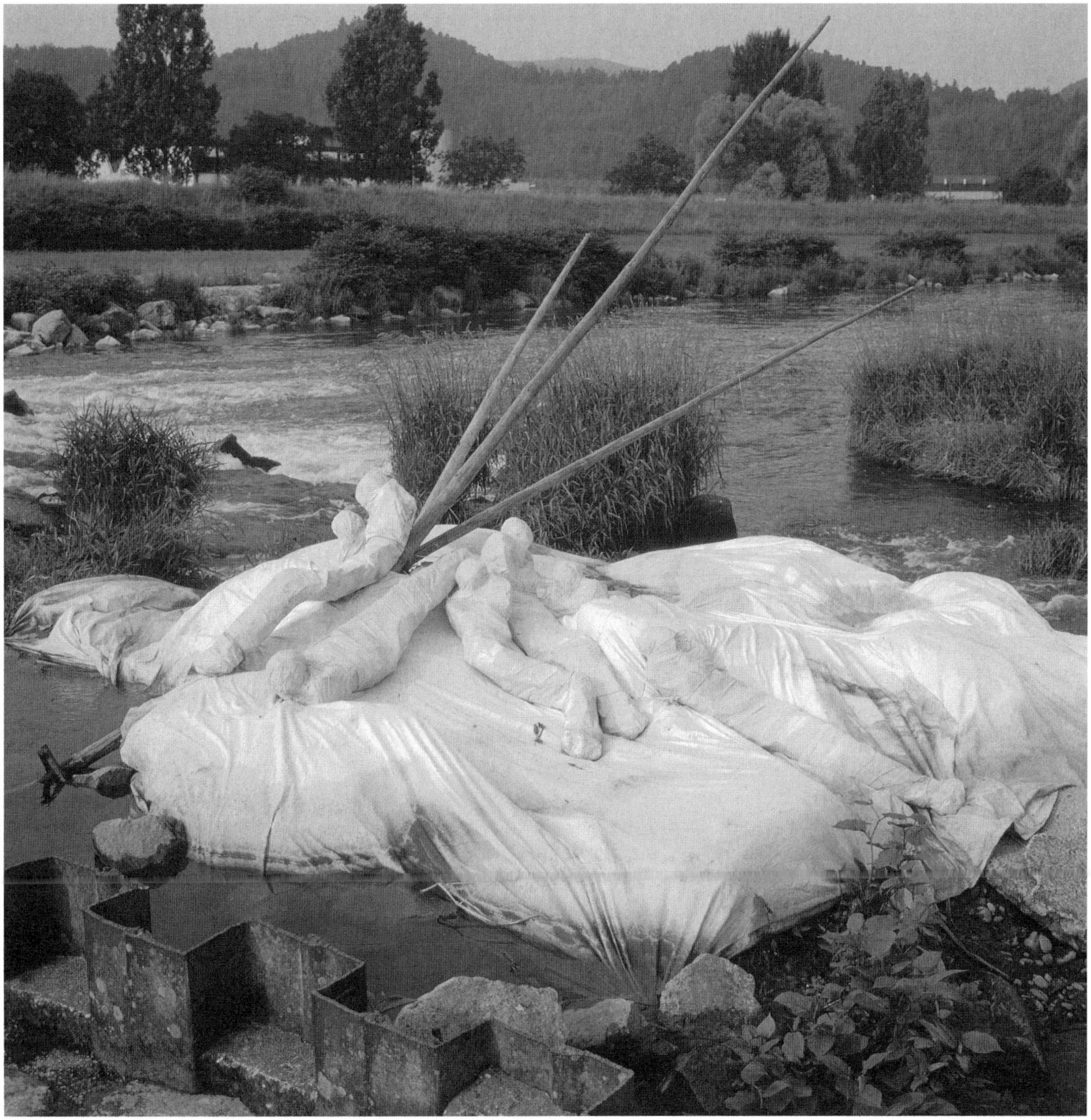

37 Jürgen Brodwolf: Die Insel (1984)

sind sie dann durch Menschen, in denen sie offenbar ungezügelte Aggressionen geweckt haben. Die Erfahrung solcher Gewaltanwendung hat dazu geführt, daß der Künstler seine Figuren heute wieder in Schutzräume zurückholt. Es sind Plexiglasgehäuse, die sich der jeweiligen Haltung der Figur anpassen. Dennoch schaffen sie eine Distanz, die fast der des Guckkastens gleichkommt. Sie stören die Unmittelbarkeit der Beziehung, die ursprünglich zwischen Figur und Betrachter besteht.

Auch wenn die Installationen von ihrem jeweiligen Ort abhängig und von ihm inspiriert sind, gibt es doch einige ständig wiederkehrende Themen. In immer neuen Variationen erscheinen Stuhl, Thron, Bett, Bogen, Labyrinth, Paar oder auch Kombinationen, die sich daraus ergeben können.

Eine der Installationen, die Brodwolf nach eigener Aussage »sehr viel Kopfzerbrechen gemacht« hat, besteht aus zwei sitzenden Figuren in Plexiglasgehäusen und einem Haufen Asche. Erst mehrere Versuche haben zu einer endgültigen Lösung geführt. In einer ersten, vorläufigen Anordnung saßen die beiden Figuren einander gegenüber, zwischen sich einen Haufen Asche. Angesichts einer solchen Situation drängen sich erzählerische Elemente stark in den Vordergrund. Man denkt unwillkürlich an zwei Personen am erloschenen Lagerfeuer. Das Bild ist also sehr vordergründig und festgelegt. Es läßt kaum Raum für weitergehende Assoziationen. Aber indem die Anordnung verändert wird, kann sich dieser Raum eröffnen: Die präsentierte Kombination besteht nun in zwei parallel zueinander angeordneten sitzenden Figuren, die durch einen mit Asche gefüllten Plexiglasstab miteinander verbunden sind. Das erzählerische Element ist damit weitgehend ausgeklammert. Das bedeutet für den Betrachter einerseits, daß er nicht gleich ein fertiges Bild vor Augen hat, daß ihm andererseits jedoch viele Assoziationsmöglichkeiten offen sind. Allein schon die Haltung der Figuren und die strenge formale Ausrichtung lassen den Gedanken an thronende Herrscher alter Kulturen aufkommen. Hinzu kommt die Asche als Relikt eines Stoffes, der sich in seiner Zuständlichkeit verändert hat, aber trotzdem von der Vergangenheit in die Gegenwart hinein bestehen geblieben ist. In ihrer Gesamtheit setzt die Installation beim Betrachter Vorstellungen von Würde, Geschichtlichkeit und Ruhe frei. Sie vermittelt Zeit.

In einer anderen Arbeit verbindet Brodwolf Paar und Bogen zu einer neuen Ganzheit: Zwei ungeschützte, ein wenig zusammengekrümmte Figuren werden so auf den Boden gelegt, daß sie formal miteinander korrespondieren. Über ihnen erheben sich zwei einander durchdringende Bögen aus Plexiglasröhren. Eine Kuppel deutet sich an, ein Gewölbe – auch die vier Himmelsrichtungen können angesprochen sein. Und in diesem Kunstraum liegen zwei Figuren: Formen, die miteinander verzahnt sind. Die eine Form greift in die andere hinein, wie bei einem Labyrinth. Thema ist hier das Ineinanderfügen, wo die eine Form die andere ergibt, wo Körper und Raum als formale Elemente die gleiche Bedeutung haben.

Auch hier ergibt sich wieder eine Vielfalt von Assoziationen, die durch unterschiedliche Faktoren ausgelöst werden. So mag der Gedanke an eine Bestattungsform, an Hockgräber, ebenso aufkommen wie die Vorstellung vom Embryo, dem noch im Mutterleib geborgenen Kind. Abgebildet ist weder das eine noch das andere. Es gibt keine eindeutige Illustration von diesem oder jenem. Statt dessen fühlt man sich »erinnert« –, letztlich auch an Geburt und Tod. Und es ist die Erinnerung, welche Distanz schafft. Es sind eben nicht ungeborene Kinder, es sind nicht Leichen aus Hockbestattungen, die wir vor uns haben, sondern Figuren, die eine Distanz zum Jetzt und zum realen Menschen aufbauen. Sie sind an keine Zeit gebunden.

Wie stark die Wirkung der Figuren-Installationen

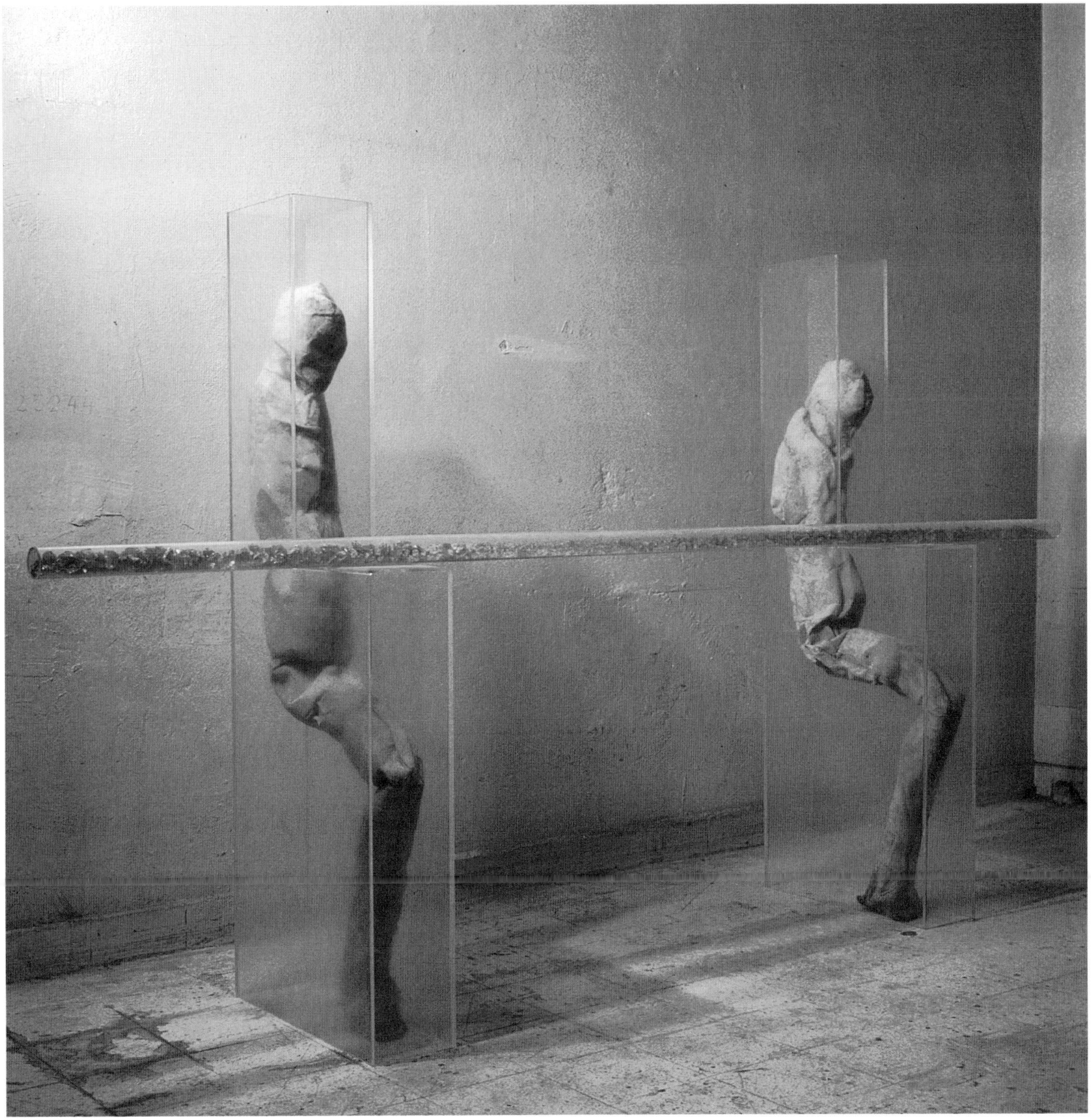

38 *Jürgen Brodwolf: Zwei Sitzende mit Stab (1987)*

Jürgen Brodwolfs auch durch ihren Standort mitgeprägt wird, möchte ich abschließend an einem Beispiel aus der spätgotischen Kirche Sankt Peter in Köln aufzeigen. Die außergewöhnliche Aufgabe des Bildhauers bestand darin, ein plastisches Triptychon für den Altarraum in der Ostapsis zu schaffen. Er ordnete drei stehende Figuren, durch Plexiglasröhren geschützt, um den Altar herum an.

Eine solche Installation ist zunächst einmal nichts weiter als eine Komposition aus drei gleichartigen Figuren, die zueinander in Beziehung treten. Es entsteht ein imaginäres Dreieck, ein Kraftfeld. Und irgendwo in diesem Dreieck steht der Altar, an dem die Messe zelebriert wird. Er ist in die Komposition einbezogen, in das formale Spannungsfeld hineingenommen.

Auf einer zweiten, inhaltlichen Ebene bauen sich nun aber, zumindest für den christlich orientierten Betrachter, Assoziationen auf, die deutlich durch den Kirchenraum und dessen geistige Ausstrahlung bestimmt werden. Die Dreiheit der Figuren erinnert dann wieder an Kreuzigungsgruppen, die ja früher gewöhnlich im Altarraum zu finden waren. An dem speziellen Ort läßt die Dreizahl dann auch an Dreifaltigkeit denken. Und plötzlich rückt der Altar sogar wieder als Symbol für Christus ins Bewußtsein, dann nämlich, wenn das Bild von den drei Frauen am Grab Christi in die Erinnerung des Betrachters tritt.

Und wie sieht Jürgen Brodwolf selbst seine Arbeiten? – Er sagte mir in einem Gespräch:

»Wenn ich etwas sichtbar mache, was vorher nicht sichtbar war, dann geschieht das auch, damit es gesehen wird, damit eine Reaktion erfolgt. Aber es gibt keine Kunst, wo ich eindeutig nur das sehe, was der Autor, also der Macher, beabsichtigt hat.«

Katharina Winnekes

V

Weitung von Kunst – Christus als Wirkkraft. Eine Rede über Joseph Beuys

Joseph Beuys wurde 1921 in Kleve geboren. 1947-52 Studium der Bildhauerei an der Staatlichen Kunstakademie Düsseldorf. 1961-72 Professur für monumentale Bildhauerei an der Staatlichen Kunstakademie Düsseldorf. 1978 Ruf an die Hochschule für Angewandte Kunst in Wien auf den Lehrstuhl für Gestaltungsplastik. 1986 starb der Künstler.

Das Menschenleben ist eingespannt zwischen Geburt und Tod, zwischen Gemeinschaft und Isolation, Erfüllung und Entfremdung, Glück und Gefährdung. Der Mensch ist die Kulmination der Schöpfung. Jeder hat darum Anteil an der Schöpfung, jeder ist selber Schöpfer und damit in der Lage, schaffend die Welt zu verändern. Jeder Mensch ist ein Künstler. Ein Künstler, der gestaltend für alles zur Verantwortung gerufen ist, und diese künsterlischen und schöpferischen Fähigkeiten rufen jeden einzelnen ins Wirken zum Mit-wirken. Sie rufen ihn und verpflichten ihn, sie drängen ihn, auf das Ganze hin wirksam zu werden.

Bei diesem Begriff des Ganzen geht es um das Ganze von Welt und Sein, von Leben und Werden; es geht um deren spirituelle Dimension. Doch ist es das Ergebnis des Materialismus, daß diese spirituelle Ganzheit verlorengegangen ist. Statt dessen hat der Mensch die intellektuellen Fähigkeiten, sozusagen den dialektischen Gegenpol des Emotionalen, verabsolutiert: das Rationale, das Optimierende, das Kapitalistische, die Ellbogenraison, den mangelnden Respekt vor dem anderen, die verkümmerte Sensibilisierung vor dem Weichen , dem Einfachen, dem Kleinen.

Das eigentlich ist die kritische Diagnose unserer Zeit: der Mensch in der Übersteigerung des Materialistischen, eine Gesellschaft, die keine Grenzen mehr kennt, die sich in ihren Übersteigerungen selber zugrunde richtet, die den Frieden nie schaffen wird, weil sie ihn überhaupt nicht will. Denn die Voraussetzung des Friedens ist eine innere Mobilisierung, ist sogar die Anwendung oder die Übertragung oder die Symbolisierung des Urkrieges, den wir gesellschaftlich ausführen, auf den Bewußtseinskrieg. Das bewundert Joseph Beuys an Ignatius von Loyola: die Militanz im inneren Bewußtsein, alles auf eine Karte setzen, um das Leben und um die Entscheidung, um die existentielle Daseinsführung zu ändern.

Dieses spirituelle Ganze bei Beuys kommt ihm ins Konkrete durch Jesus Christus. So ließe sich die These aufstellen: Bei Beuys gibt es kein Werk, das nicht auf Christusrepräsentanz hin geschaffen wäre. Alles ist auf Christus hin geordnet.

Freilich nicht dieser kirchliche, dieser vermarktete, verdinglichte, dieser konsumierbare, verkommene, verrottete Christus, sondern der lebendige. Der Christus im Kosmos. Christus als Wirkkraft, als Sakrament. Christus als Beweger.

Sieben Stufen möchte ich nennen und sie unter den Begriff der Weitung von Kunst stellen. Denn darum geht es Beuys: um eine Weitung von Kunst. Das Elend der Kunst beginnt für ihn damit, daß einer hingeht und sich Keilrahmen, Farben und Leinwand holt. Damit setzt sich nur das Verkommen von Kunst fest. Es kommt ihm darauf an, sich von der Kunst innerlich packen und sich von ihr in die eigene Weitung treiben zu lassen.

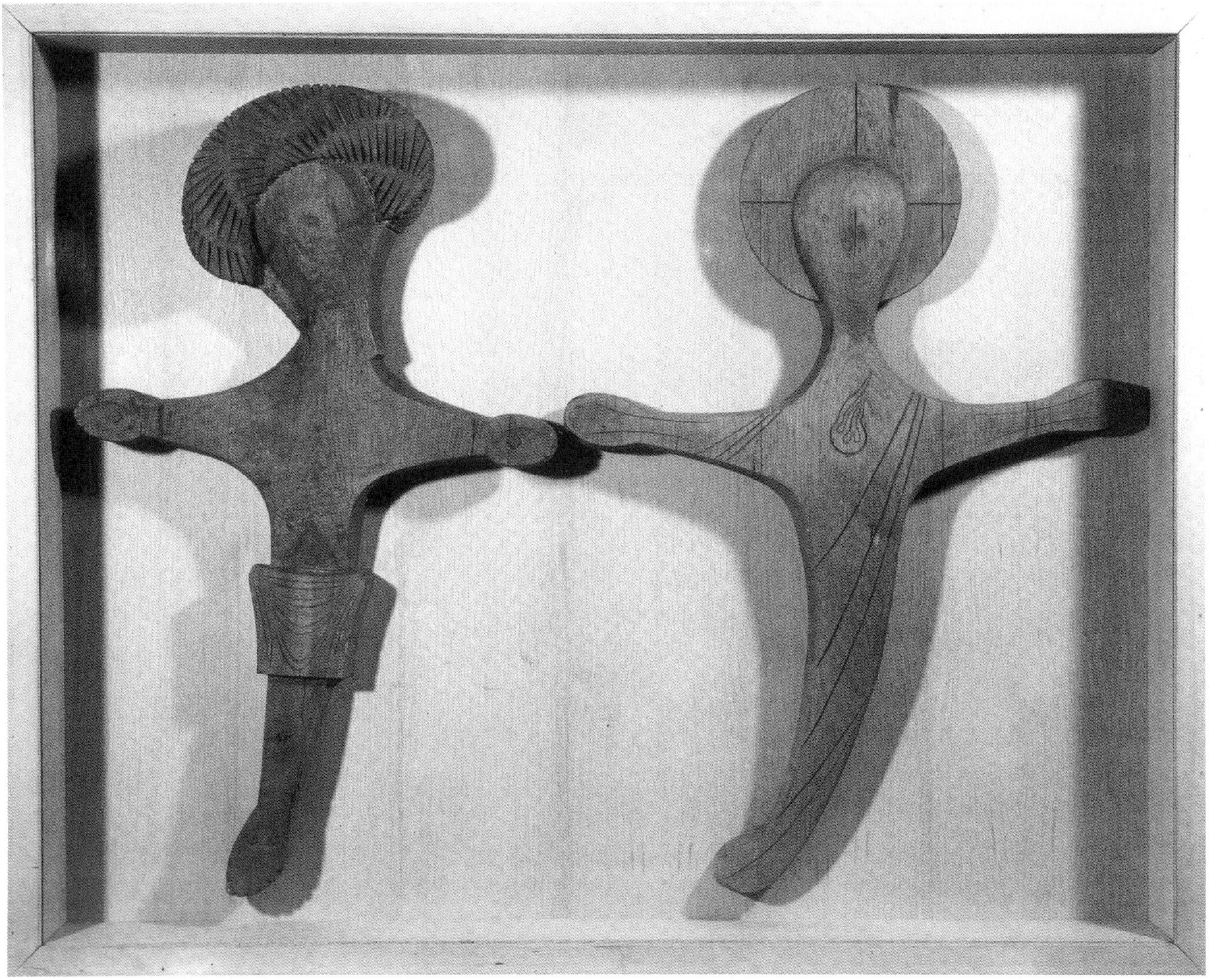

39 *Joseph Beuys: Symbol des Opfers 1951*
Symbol der Erlösung II 1951

1. Als Beuys aus dem Krieg zurückkommt, besinnt er sich auf die *Sinn-Relikte* der Gesellschaft und der Kultur. Dazu gehört auch das Christentum in der niederrheinisch-katholischen Variante, in dem er schon in früher Distanz aufgewachsen ist. Dabei wird Christus zum Inbegriff, Symbol des spirituellen Ganzen, zu dem er sein Leben lang unterwegs ist. Er versucht es darstellerisch mit dem Ecce homo, dem Gekreuzigten, mit der Pietà, mit dem Auferstandenen. Er versucht sich also an den überkommenen, traditionellen ikonografischen Formen, und er sieht doch zugleich, daß so für ihn nichts mehr geht. Er hat auf der Basis des Alten nicht Neues mehr hinzuzufügen. Am Ende von einigen Sondierungen steht ein Bild: eine Art von Vortragekreuz auf einer Gipsplatte; die hatte er zerbrochen. Damit war diese erste Phase abgeschlossen.

2. Bei Beuys kommt es zur ersten Weitung durch eine Rückbesinnung auf die Anfänge der Kunst. Schon früh will er die Kunst dahin bringen, wo das Denken entsteht, wo die Fantasie angesiedelt ist und wo Imaginationen und Fantasien sozusagen noch im Steinbruch vager Anschauung stehen und ins Wort oder in eine Form gebracht werden wollen.
Dieser inneren Weitung entspricht eine äußere. Um die vagen Institutionen und Ideen zu »heben«, braucht er Hilfe, z.B. im Aus- und Rückgriff auf die modernen Wissenschaften und auf das Wissen der alten Kulturen. Der erste Ausbruch der inneren Weitung ist die Einbeziehung der Biologie in die Bildvorstellungen, die *Biologisierung*. Beuys sagte einmal, das Interessante an Jesus sei für einen Künstler, seine Auferstehung darzustellen. Um dieses Hoffnungsprinzip zu gestalten, muß er die statischen Grenzen sprengen. Von daher rührt sein erster Ausbruch in die Naturvorstellungen, in denen er den Balken des Kreuzes sozusagen biomorph biegt, fast so wie bei wachsenden Blumen oder aufstrebenden Halmen. Dieser Anklang an Naturgegebenes symbolisiert das Sich-Erhebende. Zugleich nimmt er Tiere und Pflanzen in seine Ikonografie auf, und zwar vor allem Hirsch, Hase, Biene. Was ihn z.B. an der Biene so fasziniert, ist neben den Transformationsprozessen, die in ihren sozialen Formationen ablaufen, die Form der Bienenkönigin, die ihm wie ein »bewegtes Kreuz« vorkommt, deren Flügel sich wie um die Herzmitte herum bewegen. Dies figuriert ihm einen alten, jüdisch-christlichen Gedanken, nach dem das Herz das Zentrum des geistigen Lebens und der Sitz der seelischen Kräfte, des Gemütslebens und der Leidenschaften ist. Um genau diese Dimension gilt es, die Kunst zu erweitern, um sie als einen lebendigen Bewegungszusammenhang zu entdecken.

3. Alles gehört in den Begriff von Welt, nicht nur der Mensch und seine Freiheit, sein Wissen und Denken, sein persönliches Empfinden und Erleiden, sondern alles: Mensch, Lebewesen, Kosmos. Daher eine neue Stufe der Weitung, die *Kosmologisierung*, das ist die Einbeziehung von alten Mythologien in den Aufbau der Welt. Zugleich macht er Schluß mit den Fraktionierungen und Abkapselungen des Wissens wie »abendländisch«, »römisch« oder »streng wissenschaftlich«. Kosmologie bedeutet ihm die Einbeziehung der alten Weisheiten Ägyptens, des Ostens, der Naturvölker, der Eskimos. Der Mensch hat es nötig, das Ganze des Kosmos in seine Gedanken über die Welt hineinzunehmen. Das Universum war ihm ein Gewebe aus Kraftzusammenhängen, das es zur Anschauung zu bringen galt. So entwickelte er eine Art energetisches Modell, das mit primären Erfahrungsdaten operierte wie das Organische und das Anorganische, das Amorphe und das Geformte, das Instinktive und das Rationale. Ein Bild stellt das dar: ein rotierendes Kreuz, wo kein Kreuz zu sehen ist, sondern ein Christus mit erhobenen Armen, über denen ein Sonnenrad rotiert. Dieser Christus zeigt sein Gesicht nicht, sondern er

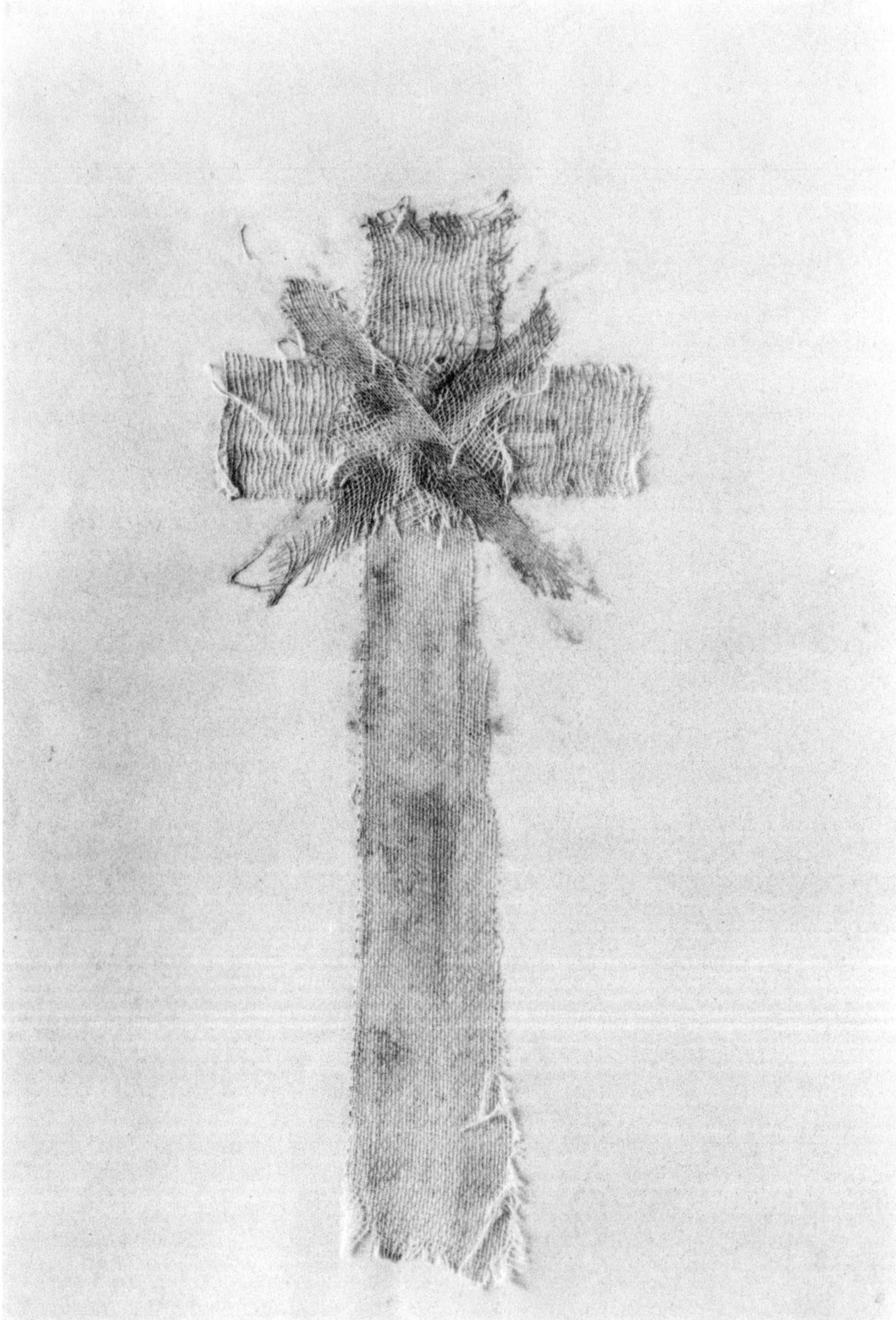

40 *Joseph Beuys: Kreuz (1957)*

hat eine tiefhängende Dornenkrone, an der Weintrauben wachsen. Das Ganze im Victory-Zeichen, wie es Churchill in der Kriegszeit als Hoffnungsimpuls benutzt hat.

4. Keine Stufe erfüllt die Hoffnungen, die Beuys in sie setzt. Es war schwierig, die Menschen zur Kunst hinzuziehen. Aus diesem Ohnmachtsgefühl heraus wird ein neuer Impuls geboren: die *Symbolisierung*. In dieser Phase versucht Beuys, ganz neue Materialien in die Gestaltungen seiner großen Visionen einzubringen: Fett, Wachs, Blut, Tierkadaver, Lebensmittel aller Art und andere organische Stoffe, mit denen er das Prinzip der Lebenserhaltung und Wärmespeicherung gestalten kann. Hinzu kommen anorganische Elemente wie Salz, Zucker, Kunststoffe und Metalle, Pumpen, Motoren, Batterien, Kabel, Glühbirnen, Werkzeuge. Auch hier geht es um Wärme und Energietransformationen und insgesamt darum, unter Verwendung derartiger »kunst«-fremder Materialien die »eingeschlafenen Kreativitätszentren« wieder zu mobilisieren. Auch das Mysterium von Golgota war ja verschüttet. Die Kirchen selbst hatten es in seiner Sicht versäumt, es den Menschen auf neue Weise je sakramental präsent zu machen. Beuys will die Auseinandersetzung mit dem traditionellen Sinngehalt des Christentums, aber auf neue Weise. Er benutzt die verachteten Relikte der Wegwerfgesellschaft, um den Betrachter so auf eine neue und andere Weise anzusprechen und so die verschüttete Bewegungsenergie des Christusimpulses wieder zu »heben«. Der Leitgedanke ist dabei die Vorstellung, daß Kunst mit Wärme zu tun hat, mit rationalem Wärmeeinsatz.
Das Entscheidende, was Kunst oder was Menschen oder was das Humane zu leisten hat, ist das Kalte der Welt abzulösen durch Erwärmung, und das Erwärmte rational zu verteilen. Er nimmt Fett und Filz, zwei Materialien, die den Gedanken provokant weiterbrachten: Fett als etwas, mit dem der Mensch sich zurechtmacht, das nährt und lindert und heilt; Filz, der warm hält und zugleich etwas von sozialer Verbundenheit zeigt. Die Filzplastik als Wärmekraftwerk.

5. Die nächste Stufe heißt *Aktionierung*. Ihr liegt die bittere Erfahrung zugrunde, daß es nicht genügend weitergeht. Daher die Einsicht: Ich muß selber einsteigen. Ich muß selber Bewegung und Veränderung und Aufbruch darstellen. Alles ist im Fluß, und alles ist in Fluß zu setzen. Denn das, was nicht in Bewegung ist, das erstarrt und dient nur dem status quo, d.h. es dient nur der herrschenden Unmenschlichkeit und Entfremdung. Worauf es ankommt ist, durch Provokation die Sache des Menschen, die Sache des Ganzen voranzubringen. Für Beuys wird das Kunstwerk mehr und mehr zu einem durchlässigen »Vehikel« für Ideen und Empfindungen.
Wir kennen die großen Aktionen, in denen er sich in geradezu sakramentalen Formen zur Taufe und zur Eucharistie verhält, oder wie er die Spiritualität des Ignatius von Loyola vertritt, etwa in der Aktion »Manresa«. Es geht ihm immer wieder darum, die verschiedenen Pole des Lebens und des Geistes zusammenzubringen. Einerseits das Festgeformte, andererseits das Fließende, das Intellektuelle, wie das Emotionale, das Östlich-Orientale und das Westlich-Okzidentale. Er bringt diese Dinge zusammen, um Kreativität freizusetzen, beispielsweise in der provokanten Form eines Halbkreuzes.

6. Eine weitere Stufe heißt *Theoretisierung*. Ich glaube, man muß auf die Ohnmachtserfahrungen zurückgreifen. Obwohl Joseph Beuys in den sechziger und siebziger Jahren immer erfolgreicher wurde und viele Anhänger fand, ist er dennoch immer wieder an die Grenzerfahrung gestoßen, daß die Veränderung der Welt, die Humanisierung des sozialen Ganzen nicht vorankommt. So greift er selber immer mehr zum Wort. Der Gipfel seines Nachden-

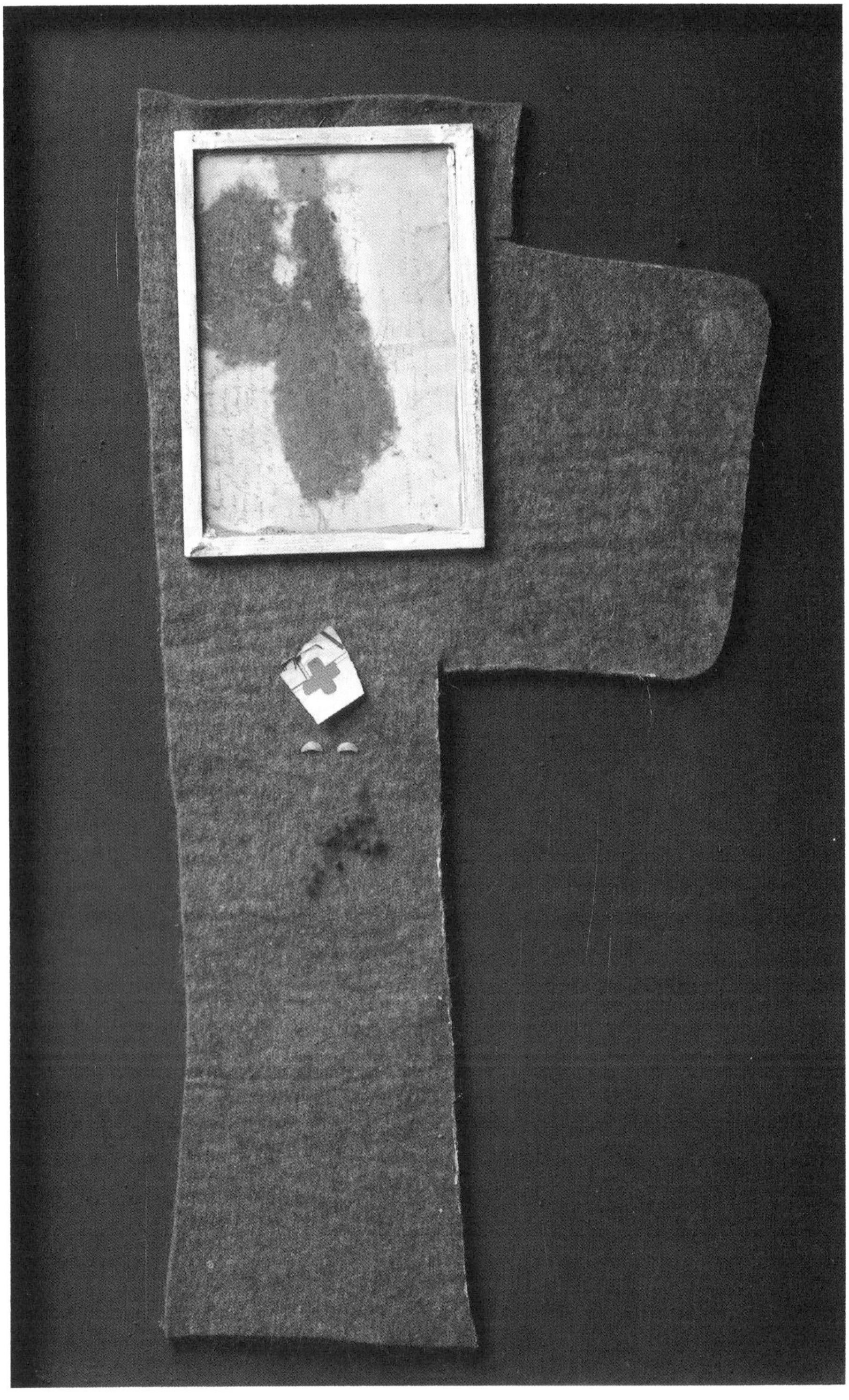

41 *Joseph Beuys: halbiertes Filzkreuz mit Staubbild »Magda« (1960/1965)*

kens ist der Satz: »Jeder Mensch ist ein Künstler«. Das bedeutet, jeder Mensch ist ein Träger von Kreativität, von Energie, ja von ganz besonderer Energie. Jeder Mensch ist – christlich gesprochen – in einer ganz persönlichen Weise begnadet und geliebt. Der gleiche Gedanke lautet: Jeder hat eine unüberholbare Würde und eine unüberholbare Kraft und Potenz. Und diese Potenz gilt es, in Kreativität überzuführen. Das kann der Müllwerker ebenso gut wie der Leiter einer Akademie sein. Jeder auf seine Weise ist Träger einer ganz besonderen Kreativität. Worauf es ankommt ist, daß wir uns alle gegenseitig mobilisieren, diese besondere Kreativität auszuleben, sie einzugeben in das soziale Ganze, damit der Mensch und die Gesellschaft daran gesunden kann. Beuys hat Hunderte von expliziten Christusgestalten gemacht; gefragt nach seiner wichtigsten, antwortete er: »Jeder Mensch ist ein Künstler!« Das heißt für ihn: Jeder Mensch ist ein neuer Christus, ein »alter zChristus«, ein Träger von spiritueller Substanz. Die Voraussetzung ist, daß er dies einbringt, daß er es umsetzt in Kreativität.

7. Schließlich die siebte Stufe der *Politisierung*: Man kann, glaube ich, die Logik dieser Stufungen in der Weitung des Kunstbegriffs und der Kunst bei Beuys nur verstehen, wenn man eine bei jedem Aufbruch immanente Enttäuschung und Verengung sieht. Bei allem Erfolg, den Beuys am Ende weltweit hatte, kann man diesen tragischen Aspekt nicht übersehen: daß er scheiterte. Und das produziert Leiden. Beuys hat intensive Aussagen zum Leiden und zur Würde des Leidens gemacht: zum passiven Leiden dessen, der überhaupt nichts mehr tun kann, der verurteilt ist, ein Leben lang passiv zu sein, zu dulden und zu leiden. Das ist bei Beuys das entscheidende Element, das die Welt verändert: Wer heute objektiv leide, das seien die Bäume. Wie es um den Menschen bestellt sei, werde am ehesten sichtbar bei den Bäumen. Sie stürben dahin und könnten sich nicht wehren. Und so sei es mit dem Menschen. Gleichwohl sei da eine Substanz im Schaffen, die Hoffnung mache.

Nun also geht Beuys hin und engagiert sich politisch. Er geht in eine Partei, in die Deutsche Studentenpartei, und versucht sogar, eine eigene Partei zu gründen. Das sind die Stationen: die »Deutsche Studentenpartei« 1967, die »Organisation für direkte Demokratie« 1971, das Engagement bei den Grünen 1980 und die Gründung der »Freien internationalen Hochschule« 1983. Die letztere Gründung hatte sich zum Ziel gesetzt, die kreativen Möglichkeiten der Menschen zu entdecken, sie darauf hinzuweisen und dazu anzuhalten, daß sie die jeweiligen spirituellen Möglichkeiten einbringen, mobilisieren auf eine große Veränderung hin, auf eine Utopie hin, an die Beuys trotz des inneren Scheiterns geglaubt hat bis ans Ende. So formuliert er anläßlich der Gründung der Freien Internationalen Hochschule: »Kreativität ist nicht auf jene beschränkt, die eine der zherkömmlichen Künste ausüben, und selbst bei denen ist sie nicht auf die Ausübung ihrer Kunst beschränkt. Es gibt bei allen ein Kreativitätspotential, das durch Konkurrenz- und Erfolgsaggression verdeckt wird. Dieses Potential zu entdecken, zu erforschen und zu entwickeln, soll Aufgabe der Schule sein.«

Wenn Beuys, obwohl äußerlich gescheitert, innerlich aufrecht blieb, und wenn er sich nie um seine Träume und seine Utopien betrügen ließ, dann deshalb, weil er von einer klaren, klassischen kosmologischen Theologie geleitet war, wie sie im Kolosserbrief grundgelegt ist. Offensichtlich paßte das nicht in das Denken von Statikern und Statisten. Aber Beuys ließ sich nicht in seiner Hoffnung irritieren, weil diese seine Hoffnung konkret war: »In der Tiefe der Nacht, in der Tiefe der Isolation, in der völligen Abgeschiedenheit von jedem Spirituellen, vollzieht sich ein Mysterium im Menschen. Erst wenn man ein ganz neuer Mensch geworden ist, wird man auch zu Dingen fähig werden, die bisher dem Menschen unmöglich erschienen sind. Diesmal muß die Auferstehung durch den Menschen selbst vollzogen werden. Der Mensch muß sich gewissermaßen selber mit seinem Gott aufraffen. Er muß Bewegungen vollziehen, Anstrengungen machen, um sich in den Kontakt zu bringen mit sich selbst. Und das ist ja der wahre Sinn des Wortes Kreativität. Inkarnation des Christuswesens in die physischen Verhältnisse der Erde. Dadurch hat sich ein kosmisches Ereignis vollzogen, kein nur historisches. Da hat sich ein Kraftfluß von absoluter Realität vollzogen. Und nun geschieht mit dem Menschen eine Umwandlung, mit der er sehr große Mühe hat. Sehr schwer fällt es dem Menschen, aus eigener Kraft die Selbstbestimmung auch wirklich in Anwendung zu bringen, das fällt ihm ungeheuer schwer. Er möchte viel lieber etwas geschenkt bekommen. Er kriegt aber nichts mehr. Er kriegt nichts, gar nichts, von keinem Gott, von keinem Christus. Und dennoch bietet sich diese Kraft an und will mit Gewalt hinein. Aber unter der Voraussetzung, daß sich der Mensch selber aufrafft.«[1] Hier ist sie formuliert, die konkrete Hoffnung, welche durch die »*Kreativität*« des Menschen verwirklicht werden kann.

Friedhelm Mennekes

Anmerkung

1 In: *Franz Joseph van der Grinten/Friedhelm Mennekes:* Menschenbild – Christusbild, Stuttgart 2/1985, S. 107.

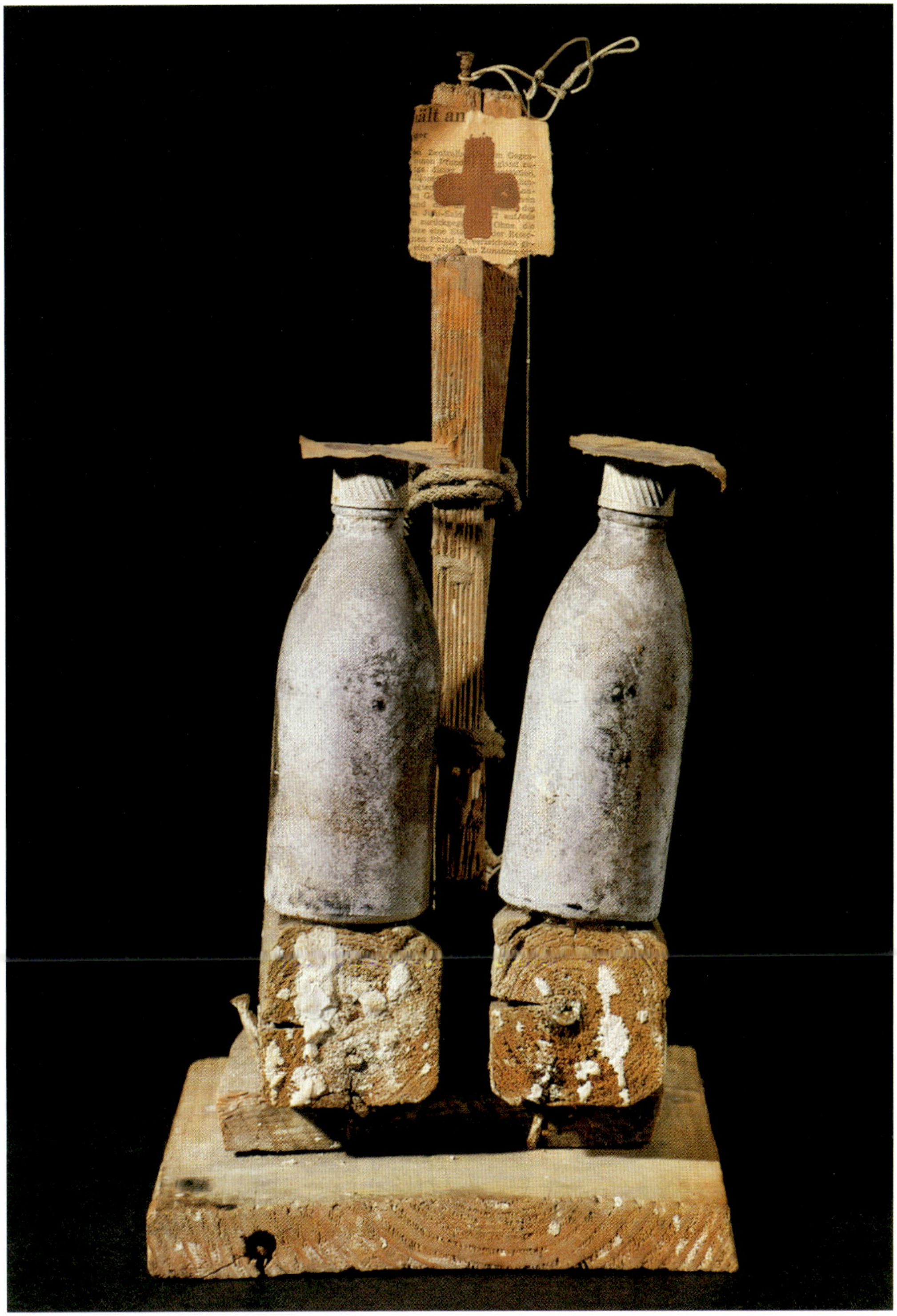

42 Joseph Beuys: Kreuzigung 1962/1963

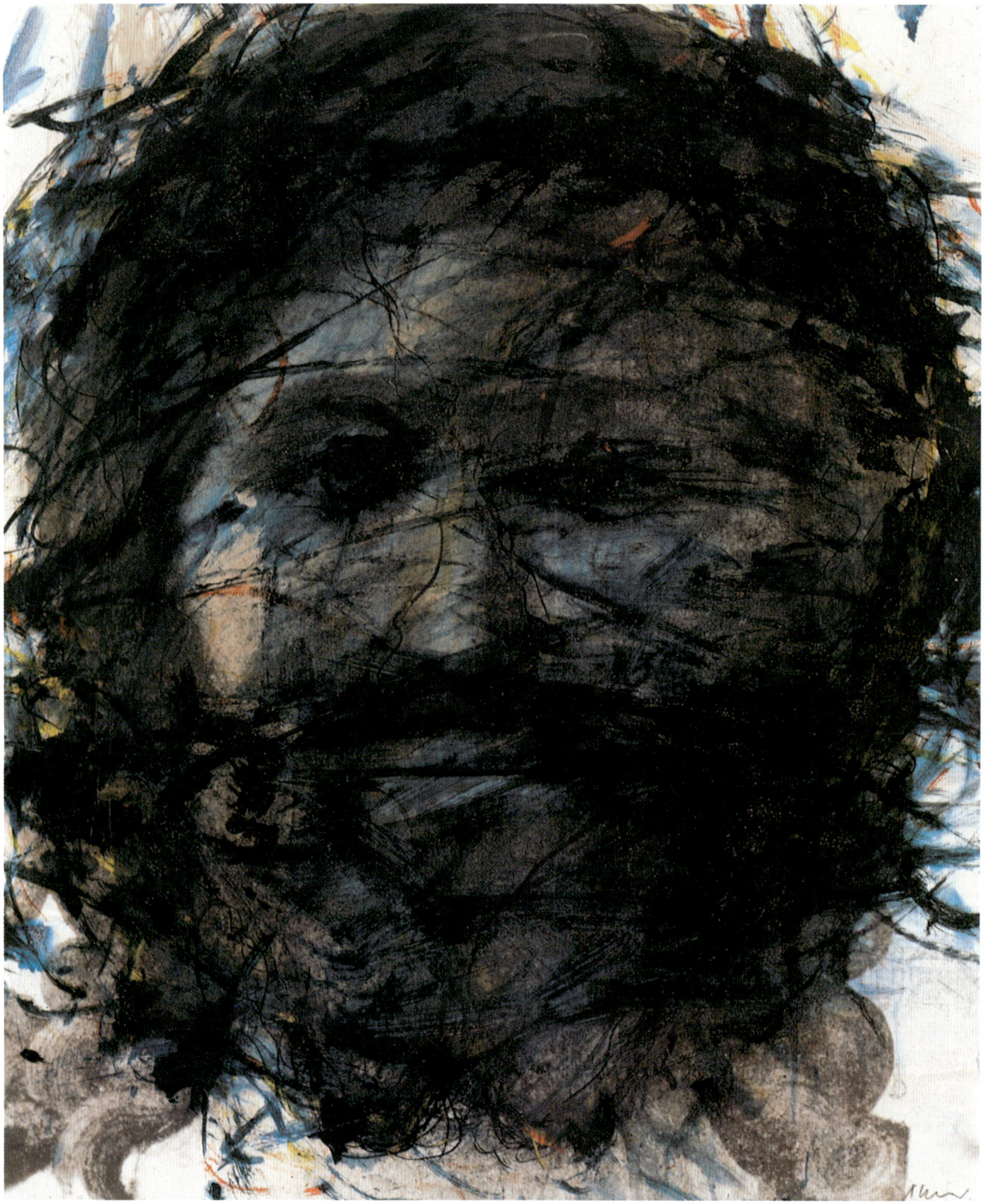

43 Arnulf Rainer: Übermalung (1985)

Christusbezüge der Gegenwartskunst

I

Zwischen Anschaulichkeit und Abstraktion

»Der christliche Glaube hat nicht bloß in der Verkündigung des Wortes, in Schrift und theologischer Literatur seinen Ausdruck gefunden, er ist auch zum anschaulichen Bilde geworden. Angefangen von den Figuren und Szenen der Katakombenmalerei bis zur Dogmatik in Farben … gehört die ›Theologie der Monumente‹ mit zur geschichtlichen Gestalt des christlichen Glaubens. Darum müssen sich Dogmengeschichte und christliche Ikonografie als Wissenschaften ebenso innig verbunden wissen wie etwa Geistes- und Kulturgeschichte überhaupt. Bei getrennter Arbeit entgeht dem Theologen das weite Feld der anschaulichen Bezeugung der Wahrheit, die er nur durch Formen und Idee zu erfassen vermag.«[1]

Was Alois Grillmeier hier als theologisches Problem aufgeworfen hat, findet seine kunsthistorische Entsprechung in der Unterscheidung zwischen den »historiai» und den »symbola«, das heißt den Bildern, die historische Szenen aus dem Leben Jesu darstellen, und den Sinnbildern, die der äußeren Erscheinung auf den Grund gehen wollen. Anschauliche Geschichte und allgemeine Formel, »realistische» Darstellung und abstraktes Bild ergänzen sich in Kunst und Theologie, und beide zusammen deuten das unauslotbare Geheimnis Gottes in Jesus Christus. Sie sind zwei Weisen des menschlichen Erkennens, die sich gegenseitig ergänzen. Ihr Verhältnis ist so gesehen ungebrochen, die Kunst hat eine christliche Prägung.

»Das christliche Bild ist Ausdruck eines religiösen Glaubens und Erlebens. Was im Bild gestaltet und geschaut wird, ist vorher im Glauben lebendig, in einer Vorstellung geformt oder auch in theologischer Reflexion durchdacht und im besonderen Fall auch von tieferer religiöser Erfahrung erfüllt.[2]

Aber es ist nicht eben populär, sich heute mit dem Christusbild auseinanderzusetzen. Die Gesellschaft scheint kein Bedürfnis danach zu haben, und die meisten Menschen bleiben innerlich vollkommen unberührt von den ihnen in Literatur, Film, bildender Kunst und Kunsthandwerk präsentierten Christusbildern. Die Kunstgeschichte hat das Thema im Grunde genommen schon vor Jahrzehnten erschöpfend behandelt, was die ikonografische Seite anbelangt. Nur die Theologen sind sozusagen aus beruflichen Gründen mit dem Christusbild beschäftigt. Vor diesem Hintergrund hat sich das anschließende Gespräch zwischen den beiden Fronten Religion und Kunst entwickelt.

Anmerkungen

1 *Alois Grillmeier:* Der Logos am Kreuz. Zur christologischen Symbolik der älteren Kreuzigungsdarstellungen, München 1956, S. VII.

2 *Alois Grillmeier:* Die Herrlichkeit Gottes auf dem Antlitz Jesu Christi. Zur Bild-Theologie der Väterzeit, in: *Ders.*, Mit ihm und in ihm. Christologische Forschungen und Perspektiven, Freiburg 1978, S. 19-75, S. 22.

II

Spannungen – keine Antworten: Ein Gespräch

Katharina Winnekes (K. W.): Friedhelm Mennekes, Du bist Jesuit und von da her ohnehin sehr intensiv mit der Gestalt Christi befaßt. Aber ich möchte gern mehr darüber wissen, was Dich als *Theologe* am Christusbild interessiert. Ist es nur der theologische Aspekt, oder sind es auch künstlerische?
Friedhelm Mennekes (F. M.): Zunächst einmal denke ich, für mich als Theologen ist es das Wichtigste, daß ich inhaltliche und gestalterische Umsetzungen und Neuformungen der Christusgestalt studieren muß und auch finden will.

K. W.: Neuformungen in welchem Bereich?
F. M.: Eigentlich generell. Ich glaube, die Christusthematik in unserer Kultur wird sowohl innerhalb wie außerhalb der Kirche verhandelt. Und ich meine, die Theologie, besser gesagt die Verkündigung und eine verkündigungsorientierte Theologie müssen alle Zeichen dieser Auseinandersetzung sammeln oder versuchen, sie aufzuheben im Sinne eines Verstehens.

K. W.: Ich bin nicht davon überzeugt, daß die Christusthematik generell verhandelt wird. Wenn ich heute durchs Museum gehe oder durch die Kirche, dann sehe ich zum einen historische, in der Tradition verankerte Christusbilder, die für mich heute keine oder kaum eine Aussage mehr haben. Zum anderen sehe ich, wie Du, aktuelle Christusbilder, die aber jemand anders vielleicht gar nicht so wahrnimmt.
F. M.: Was heißt das: Christusbilder, die keine Aussage haben? Entweder es ist ein Christusbild, in irgendeiner Weise ein Christusbezug – dann gibt es auch eine gewisse Aussage; nicht unbedingt eine inhaltlich überzeugende Aussage, aber es gibt eine. Es gibt z. B. eine kraftlose Aussage, es gibt eine häretische Aussage und es gibt eine interessante oder interessierte oder neue Aussage. Von da her meine ich, wenn Christusbild vom Titel her, dann ist ein gewisser Inhalt schon gegeben. Ich denke, man muß nur unterscheiden zwischen guten und schlechten.

K. W.: Es gibt ja traditionell verankerte Christusbilder, die Christus einfach in einer überlieferten Form darstellen. Man findet sie heute überall, und ich würde sie als inhaltsleer oder von der Aussage her uninteressant bezeichnen.
F. M.: Ja, inhaltlich uninteressant, inhaltlich auf einem alten Niveau und eigentlich die Sache Jesu nicht weitertreibend.

K. W.: Ja, aber glaubst Du, daß Künstler wie Alfred Hrdlicka oder Jürgen Brodwolf die Sache dieses Jesus weitertreiben?
F. M.: Davon bin ich fest überzeugt. Sonst würde ich mich nicht seit Jahren an diese Suche binden. Das ist nicht ein Problem, was auf die moderne Kunst konzentriert ist. Das gibt es in der Literatur – ich denke z. B. an so konträre Leute wie Paul Claudel oder Albert Camus –, das gibt es bei Teilhard de Chardin. Das gibt es in den authentischen Aussagen von Werner Heisenberg oder Karl Friedrich von Weizsäcker, um nur einige zu nennen. Das gibt es im frühen Expressionismus. Das gibt es in der Musik. Ich denke etwa an die Passion von Krzysztof Penderecki oder an andere Umsetzungen. Das heißt also, die abendländische Kultur ist immer auf das Chri-

stusthema und auf den biblischen Glauben mit bezogen.

K. W.: Da muß ich noch einmal nachhaken. Wo siehst Du denn dieses Christusthema? In Titeln, in der Form oder in irgendwelchen Inhalten, die Du aufgrund Deiner Weltanschauung vielleicht hineinsiehst?
F. M.: Da muß man im einzelnen zusehen. Zunächst einmal würde ich davon ausgehen, daß jede Zeit voll ist von Christuszeichen, unsere zumal. Das Problem ist: Warum fällt das einigen auf und anderen nicht? Das ist, meine ich, ein Problem der Sprache, oder ob man in der zeitgenössischen Kunst und ihren Ausdrucksformen zu Hause ist oder nicht. Wenn ich z. B. nur Georges Rouault anschaue oder die verschiedenen Christusbilder bei Lovis Corinth, wenn ich sehe, wie die Christussache psychisch etwa James Ensor treibt, oder wenn ich sehe, wie George Grosz oder Pablo Picasso oder Max Ernst an der Christussache sehr kritische, sehr bissige Dinge festmachen, dann geben sie eine zusätzliche kritische Botschaft dazu. Gleichzeitig ist die kritische Intention aber auch dazu angetan, einfach ganz neue Perspektiven in der Christusdarstellung festzumachen.

K. W.: Davon bin ich nicht überzeugt. Man könnte auch auf dem Standpunkt stehen, was von den Künstlern gezeigt wird, sei ein sachliches Problem, aufgezeigt an der Figur Christus.
F. M.: Ja natürlich. Aber das sind doch immer dialektische Vorgänge. Z. B. der Jesus mit der Gasmaske, »Maul halten und weitermachen«, – natürlich ist das eine unheimlich bissige Kritik an den Christen. Aber vielleicht kann ich das auch so sehen, daß auch Christen mit ihrem Christus sehr fragwürdig umgehen: Indem sie nämlich bestimmte Christusimpulse, die nicht gezielt und nicht institutionell vereinnahmt sind, zurückdrängen; indem selbst Christen und Gläubige hingehen und diesem Jesus solch eine Maske auf den Mund drücken. Ich sehe einerseits diese Christusverdrängung und Christusverdunklung, die etwa bei den Übermalungen von Arnulf Rainer in dieser Ambivalenz zum Ausdruck kommen, und andererseits stelle ich eben eine Christusmystik, eine Christushinwendung fest.

K. W.: Ja, die mußt Du natürlich sehen. Wenn ich mir aber vorstelle, ich sehe zum ersten Mal ein Bild von Arnulf Rainer, dann sehe ich nur etwas Schwarzes und etwas Übermaltes und bin vollkommen überfordert, mir überhaupt ein Kreuz oder einen Christus darunter vorzustelln *(Abb. 43)*. Und wenn ich die übermalten Motive erfasse, könnte ich auf den Gedanken kommen, daß hier ein Ketzer am Werk war.
F. M.: Ja, zunächst, auf den ersten Blick. Wenn ich vorher anderes von Arnulf Rainer nicht gesehen habe und andere zeitgenössische Kunst auch nicht, dann verstehe ich das nicht. Das ist völlig klar. Dann gehe ich zum nächsten Bild oder bin verärgert oder fühle mich auf den Arm genommen. Aber wenn man sich auf Arnulf Rainer einmal einläßt und auf die Bewußtseinsorientierung im Malvorgang oder auf die Betrachterorientierung – daß man vielleicht das Betrachten irritieren will, um es auf eine neue Basis zu stellen –, dann denke ich, kann ich bei Arnulf Rainer sehr wohl Weiterführendes sehen. Wenn ich auf die Dynamik der Zumalerei und der Übermalerei eingehe, auch auf die Verhältnisse im Bild zwischen nicht übermalter Ecke und übermalter großer Fläche, wenn ich mich einlasse auf die Farbdimensionen von monochromem, gleichwohl aber sehr virulent gestaltetem Schwarz, Rot oder Blau, aber meist eben Schwarz, dann komme ich dieser Kunst von Arnulf Rainer näher. Und dann bin ich auch in der Lage, diese Kunst auf ein Kreuz übertragen zu sehen, sie für mich, für mein Christussehen und für meine Christusspannung anregend zu machen.

K. W.: Ich frage mich, ob das nicht eine Überbewertung gerade dieses Christusbildes ist. Das ist nur eine Facette in dem Werk von Übermalungen.
F. M.: Ja, es gibt z. B. Übermalungen von Frauen…

K. W.: …oder von Totenmasken…
F. M.: …oder von Straßenunfällen…

K. W.: …und Selbstübermalungen.
F. M.: Ja, ich meine, das Kreuz ist nur ein Teil einer umfassenderen Geschichte. Arnulf Rainer hat viele Kreuze gemacht. Aber trotzdem sind diese vielen Kreuze und Christusgesichter nur ein kleiner Teil seines Gesamtwerkes. Aber das Thema kommt eben vor, und es hält sich durch.

K. W.: Ich habe bei Dir immer den Verdacht, daß Du bei jedem Künstler – wer es auch sein mag – speziell die Motive heraussuchst, die Dir als Theologen genehm sind.
F. M.: Nein. Das würde ich nicht so sagen: …was mir genehm ist; sondern: was mich als Theologen anspricht. Das ist richtig. Ich empfange für mein theologisches Interesse oder auch für mein Priestersein eine Fülle von Anregungen. Ich bin aber der Meinung, daß ich zunächst Kunst aus Kunst meine, Farbe aus Farbe und weiter nichts, … oder Raum, oder Expression oder Gestik. Auch darin finde ich, daß viele Künstler auch christliche und biblische Themen behandeln; und darauf gehe ich ein. Aber ich gehe eigentlich immer aus dem Gesamtzusammenhang ihres Werkes darauf ein. Natürlich habe ich eine theologische Nase und auch ein theologisches Interesse. Ich würde sogar sagen, daß ich mich spirituell gerade aus diesem Bereich nähre. Ich brauche keine mystische Literatur mehr. Ich brauche nur diese Bilder zu sehen, dann lebe ich anregend und dynamisch genug, mehr als in der alten Weise.

K. W.: Wirst Du denn damit auch den Künstlern gerecht?
F. M.: Ich stehe doch eigentlich mit den Künstlern in einem ständigen Austausch. Sie wissen ja, was ich darüber sage und was ich darüber denke. Und sie erbitten ja oft ausgerechnet von mir ein Wort, genau aus meiner psychischen und engagierten Interessenslage.

K. W.: Wie siehst Du denn die Christus-Aktualisierungen im modernen Film?
F. M.: Ihnen gebe ich genau solche Chancen, aber ich bin da zu wenig versiert. Ich habe von Film zu wenig Ahnung. Die wenigen Filme, die ich überblicke, zeigen mir, daß sie – ob von Ingmar Bergmann oder von Pier Paolo Pasolini – bis in letzte Zeichen hinein voll sind von Christusbezügen, z. B. »Große Vögel, kleine Vögel» oder »Teorema«. – Das ist ein riesiger Schatz, den es zu heben gilt.

K. W.: Und die Filme, die sich speziell um die Gestalt Jesu ranken? Ich denke an den Achternbusch-Film »Das Gespenst» oder an den, der jetzt gerade in der Diskussion war »Die letzte Versuchung« von Martin Scorsese. Da geht es ja um die historische Gestalt. Hier ist der Versuch gemacht worden, die historische Gestalt aus neuen Perspektiven zu sehen. Geht das nicht über das hinaus, was in der bildenden Kunst geschieht?
F. M.: Nein, das sehe ich überhaupt nicht. Eigentlich sehe ich das sehr parallel. Es ist ja keine inbrünstige, fromme, wegen Frömmigkeit oder aus Frömmigkeit an bestimmten festen Formen fixierte Auseinandersetzung mit Christus; sondern hier läuft eine Auseinandersetzung mit einem Thema, das die Regisseure z. B. interessiert: sei es biografisch bedingt, sei es sonst allgemein kulturell für interessant befunden. Man versucht, den Jesus aus Lebensweltbezügen und alltäglichen Interessenlagen zu rekonstruieren, zu verstehen. Man kombiniert mei-

stens bestimmte alte Themen etwa mit Sexualität oder mit zwischengeschlechtlichen Beziehungen und kommt dann zu solchen, mal guten, gelungenen und mal eben weniger gelungenen Aussagen. Es ist eigentlich das gleiche, was bei Hrdlicka der Fall ist, aber auch bei Arnulf Rainer, eigentlich bei allen Gegenwartskünstlern.

K. W.: Ja, im Grunde scheinen immer die alten ikonografischen Vorlagen durch. Aber sie werden, wie das auch schon früher, z. B. in der französischen Historienmalerei der Fall war, aktualisiert.
F. M.: Ja, es ist eine distanzierte Rezeption ikonografischer Vorlagen und die Kombination mit einem neuen Aspekt, z. B. bei Hrdlicka mit dem des Nationalsozialismus, also mit den Judenverfolgungen. Er setzt den Jesus ins KZ und betreibt jetzt eine ganz neue Symbolik und auch Ikonografie, die, wie ich meine, jeden Theologen beschämen muß. Ich kenne keinen Theologen, der Jesus ins KZ gesetzt hat, und Jesus, die Jesusgestalt, auch über diese Judenverfolgung so aktualisiert hat. Ich kenne auch keinen, der nicht nur immer diesen alten Mythos Golgota beschwört, sondern diesen historischen Titel eben auf eine ganz neue Weise aktualisiert und ihn mit den Gasöfen von Auschwitz kombiniert. Zunächst ist das für ein frommes Gemüt unerträglich, aber wenn die Jesus-Sache weitergehen soll, dann geht sie eben auch durch solche Varianten des Unmenschlichen weiter.

K. W.: Ich denke, Aktualisierungen wie der »Plötzenseer Totentanz» sind ja noch ganz gut zu verkraften. Aber viele Menschen stehen absolut hilflos und mit größtem Ärger im Bauch vor Bildern Hrdlickas wie dem »Abendmahl«, vor dem »Pasolini-Zyklus«, oder vor der Bildfolge zu »Marta Beck«. Angesichts dieser Szenen könnte man ja durchaus der Meinung sein, es handle sich nicht um Kunst, sondern schlichtweg um Pornografie und nichts anderes.

F. M.: Man muß nicht alles, was einen Christusbezug hat, schlucken. Und das »Abendmahl» von Hrdlikka ist sicher zunächst nichts, um eine fromme Seele in Schwingung zu versetzen, allenfalls um sie abzulenken. Dieses Abendmahl ist ja eigentlich keine Jesus-Gestaltung, sondern eine sehr interessante Judas-Gestaltung. Es setzt sich dabei sehr stark mit dem Dualismus Jesus - Judas auseinander. Und da bekommt die inhaltliche Spannung des Mittelpunkts schon eine gewisse Anreicherung. Aber ich würde sie nicht jedermann gleich zumuten. Ich würde nicht sagen, jeder Christ muß sich damit auseinandersetzen. Viel wichtiger ist, daß er zuerst einmal den Christus an den Fleischerhaken von Plötzensee »frißt«.

K. W.: Was ist daran so aufregend? Ich meine, das ist im Grunde genommen eine alte Geschichte. Vom Bild her klingt hier Opfertier an. Jeder Theologe wird Christus ohnehin mit Opfertier in Verbindung bringen. Denke nur an die Evangelistensymbole, an den Stier, der als Opfertier auf Christus hin ausgedeutet wurde. Denke an ältere Bilder, beispielsweise von Corinth, wo Christus wie ein abgestochenes Kalb gezeigt wird, wo das Blut aus der Seitenwunde herausspritzt und sich über das ganze Bild zu verteilen scheint. Ist das nicht doch ein ziemlich alter Hut?
F. M.: Ja, einerseits. Aber der nicht alte Hut ist, daß es nicht irgendwie eine malerische Provokation von Farben ist, also die Attraktion zu verwesendem, totem Fleisch, und die Variationen von Rot, Braun, Gelb und was weiß ich sonst. Hier ist andererseits ein politisch aktueller Bezug. Daß die Fleischerhaken von Plötzensee, also die Hinrichtungsmethoden der KZ's mit dem Christusgeschehen kombiniert werden, das ist das Aufregende; oder daß er – das ist freilich wieder nicht so ganz wesentlich – die Christusgestalt z. B. auf den leidenden Gerechten und auf den leidenden Intellektuellen in Form von Pasolini hochzieht, und den Christus, Christusformen

in der Gestalt von Pasolini entdeckt, das ist eigentlich spirituell »ein alter Hut«; was nicht mit erledigt gleichzusetzen ist.

K. W.: Ja, man denkt natürlich gleich an den Gottesknecht oder an »Hiob im Elend«, der im Mittelalter in der Malerei als prophetisches Bild für den leidenden Christus erschien. – Aber Hrdlicka ist für mich geradezu ein Paradebeispiel, wie Du alles theologisierst und aufwertest. Du sprichst gleich vom Inkarnatorischen, wenn Du Fleisch siehst. Ist das nicht ein wenig hochgegriffen?
F. M.: Also, ich weiß nicht. Diese Dinge mit Hrdlicka sind ja in vielen Gesprächen, in vielen Diskussionen und auch in vielen Artikeln ausgetauscht worden. Es ist ja nicht so, daß er mir vorwerfen würde, ich ginge an seiner Sache vorbei. Ganz im Gegenteil. – Ich glaube, daß Hrdlicka mir ganz persönlich schlichtweg auch ein Stück der Sinnlichkeit meines Glaubens zurückgibt, daß er auch meinen Glauben an mein Fleisch bindet, nicht nur an eine irgendwie ästhetisierte Erdvorstellung.

K. W.: Da überhöhst Du aber doch Bilder von Gewalt und Lust.
F. M.: Nein, ganz im Gegenteil. Ich bin ja der Letzte, der sagt, daß Jesus nur in bürgerlich wohl sozialisiertes Fleisch kommt, sondern er kommt eben in geiles, zuckendes, blutendes, lustvoll schwingendes Fleisch, eben in das Fleisch von Menschen und in das Fleisch von Sünde und Schuld. Und ich denke, das ist keine Überhöhung. Es ist genau das, was Hrdlicka meint, wenn er die Menschen auszieht und wenn er ihnen folgt an die stillen, dunklen Orte, wo sie alle anderen Hüllen fallen lassen, und daß er genau diese dann bloßgelegten Hüllen zum Bezugspunkt seiner inkarnatorischen Idee macht. Das Inkarnatorische ist ja genau das, was ihn interessiert an der christlichen Kunst, sozusagen bildnerisch herausfordert.

K. W.: Diese Gleichsetzung ist mir immer noch nicht ganz klar. Einmal die Definition, die Du vorhin für das Inkarnatorische auf einer anderen Sprachebene benutzt hast: geiles, zuckendes Fleisch. Und dazu setzt Du jetzt das Christusbild. Findest Du das nicht problematisch?
F. M.: Nein, wieso?

K. W.: Das mußt Du mir erklären. – Wenn ich auf die Straße gehe und frage die Menschen nach ihrem Christusbild, dann kommt mit Sicherheit nicht »geiles, zuckendes Fleisch«.
F. M.: Weil sie ein Christusbild im Hirn haben, das sie längst ästhetisiert haben. Für sie ist dieser Christus irgendwo an die religiösen Bewußtseinszonen ihres Alltags verdrängt worden. Aber daß der Jesus etwas mit dem Leiden zu tun hat, z. B. in der Beziehung oder mit den Leiden an sich selbst, mit Ängsten und Ohnmachtsgefühlen, daß der Jesus dem Menschen also in seiner letzten Identität, da wo er auf den Punkt gebracht wird, etwas zu sagen hat, das ist doch das Entscheidende. Und ich denke, der Mensch – auf den Punkt gebracht – verliert nie sein Fleisch. Er ist ja nicht irgendwie eine abstrakte Seele, sondern ist eben entweder ein schmerzvolles Fragezeichen oder eine suchende Aktivität. Und Christus hat damit etwas zu tun und nicht mit irgendwelchen Randzonen. Christus hat mit dem Kern des Menschen etwas zu tun. Ich glaube schon, daß man den Menschen wesentlich von dort her fassen muß.

K. W.: Wenn ich mir den Plötzenseer Totentanz, den Pasolini-Zyklus oder andere Dinge von Hrdlicka anschaue und analysiere, dann kommen bei mir zunächst einmal ganz andere Überlegungen als solche zum Christusbild. Ich schaue mir die Bilder an und erkenne bestimmte ikonografische Muster; sehe, wie sie aktualisiert werden, indem man sie auf die Biografie eines Zeitgenossen wie Pasolini überträgt. Das

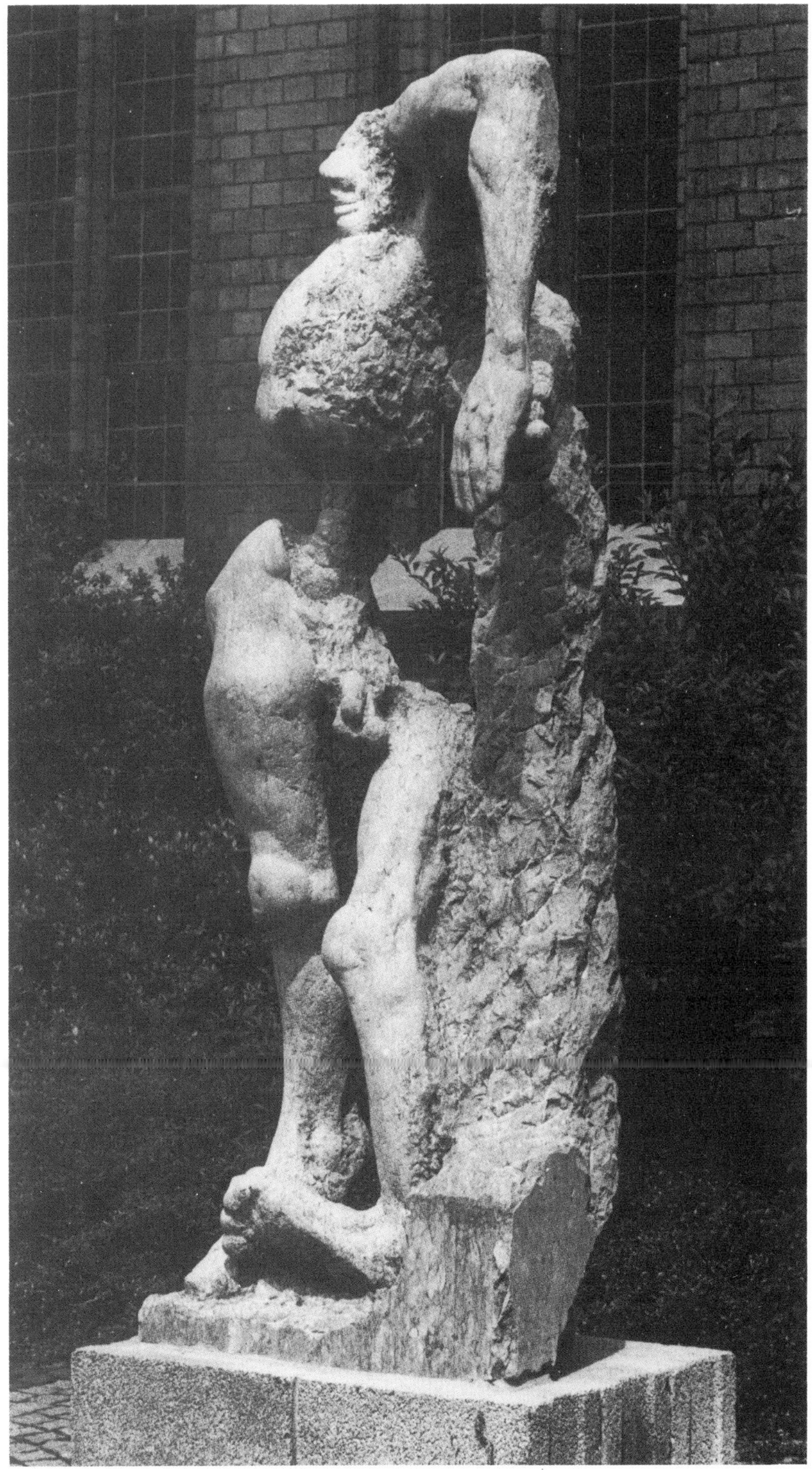

44 Alfred Hrdlicka: Marsyas II (1962)

hat für mich eigentlich nichts mit Christus oder Christuserfahrung zu tun. Es ist eher eine Umwertung des Pasolini.
F. M.: Natürlich kann man das Christus-Thema verdrängen. Das tut ja die Kunstszene, die Kunstöffentlichkeit sehr gerne. Wenn ich denke, daß ich noch im Jahre 1984 hundert Zeichnungen von Beuys zur Christusthematik gezeigt habe, von denen achtzig nie irgendwo zu sehen waren, weil sie aussortiert wurden... – Ich weiß, daß Hrdlicka an Jesus interessiert ist. Dieses Interesse an Jesus ist kein gläubig glühendes, sondern es ist ein intellektuelles und ein menschlich existentielles Interesse. Aber aus diesem Interesse heraus kombiniert er. Gerade die Distanzierung ermöglicht ja erst die kombinatorische Freiheit, überhaupt neue Bezüge in diese alte Thematik hineinzubringen.

K. W.: Du schreibst in Deinem Text zu Alfred Hrdlicka: »Was die Evangelisten im Wort bringen, das haben viele Maler der Kunstgeschichte nach den unterschiedlichsten Gesichtspunkten immer neu zu übertragen und für ihre jeweilige Zeit einzuholen versucht. In dieser Reihe ist auch das Bemühen von Hrdlicka zu sehen.« – Wie meinst Du das?
F. M.: Ich muß Christus immer neu auslegen. Mit jeder Weihnachtspredigt und mit jeder Osterpredigt stehe ich vor dem Problem, wie kann ich das Ostergeschehen und das Weihnachtsgeschehen heute vor den Menschen und in meiner Biografie nicht nur vertreten, sondern wie kann ich es bedrängend ansagen. Eigentlich ist das die Alltagsnot eines jeden, der im kirchlichen Dienst steht, egal, ob als Priester oder als pastorale Mitarbeiterin, oder in der Erwachsenenbildung, oder in der Jugendarbeit. Im Grunde ist, was die Künstler tun, das, was die Evangelisten, die Menschen, die mit Jesus waren, damals getan haben, – daß sie ihre Nachwelt und ihre Mitwelt bedrängen, aus einer eigenen persönlichen Betroffenheit herrührend, sich mit Jesus auseinandersetzen. Das kommt immer aus Augenblicken. Insofern kann man eine Predigt von vor zwei Jahren nicht wiederholen, wenn man sein Amt ernstnimmt. Man kann sich zwar mit den alten Predigten auseinandersetzen, aber man muß sie immer neu sagen. Eigentlich ist das, genau das, das Geschäft in der Kunst.

K. W.: Plädierst Du jetzt für den Künstler als Prediger mit dem Bild?
F. M.: Das nicht. – Jeder Künstler malt heute anders als vor zwei Jahren oder vor fünf Jahren. Das kommt aus dem Bewußtsein heraus, das sich ständig verändert. Und dabei gibt es eben Unterschiede, und es gibt immer etwas Gleichbleibendes. Und die Unterschiede fallen als Erstes ins Auge. Ich bin der Meinung, daß sogar in Kunst, Literatur, Musik, Religion, auch sogar in der Verkündigung etwas Gleichbleibendes von Christus gesagt wird. Und das Gleichbleibende in der jeweiligen Verschiedenheit in Spannung zu sehen und wahrzunehmen, das macht die ganze Brisanz und die Dynamik der Beschäftigung mit moderner Kunst für mich aus.

K. W.: Eine ganz andere Form der Aktualisierung als die, die wir bisher angesprochen haben, und, auch ein vollkommen anderer Gegenstand der Aktualisierung finden sich in den Objekten von Walter Zacharias. Er baut eine ganz eigene Welt von Zeichen auf, von Zeichen, die für mich sehr viel Archaisches in sich bergen. Seine Objekte erinnern mich an die Kultmale ursprünglicher Kulturen, sie haben eine Aura des Heiligen. Ich habe den Eindruck, daß sie ein Gefühl für das Heilige im Alltäglichen wiedererwecken können, das durch die Zivilisation gemeinhin verlorengeht. Und trotzdem sträube ich mich innerlich dagegen, wenn z. B. eines seiner nicht näher bezeichneten Objekte einfach als »Christuskopf« bezeichnet wird. Dabei ist da zunächst einmal nur eine Grundplatte mit einem Balkenstück, einer Eisenmanschette...

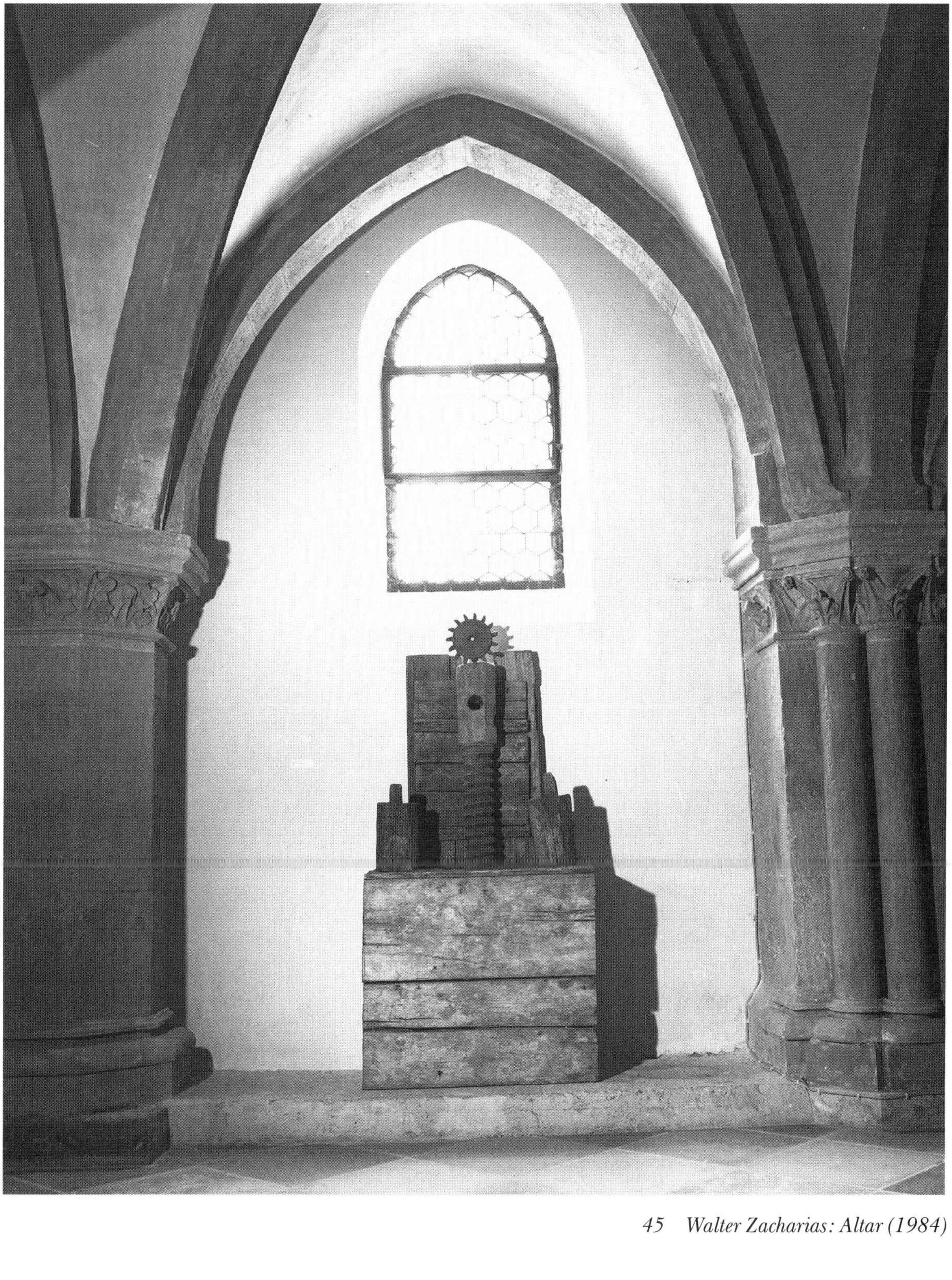

45 *Walter Zacharias: Altar (1984)*

F. M.: Bei Zacharias ist das Material wichtig. Eines der ganz wichtigen Stichworte in der zeitgenössischen Kunst heißt Material. Und bei Zacharias, glaube ich, ist grundsätzlich von hoher Bedeutung, daß er die Aura alten Holzes und alter Eisenteile, alter Maschinen und Türelemente nimmt und sie so präsentiert, daß sie die Aura des Alten, Abgelebten freisetzen. Er kombiniert sie so neu, daß sie z. B. etwas für die christliche Ikonografie, sei es für die Kreuzigungsdarstellung oder für die Darstellung anderer Symbolik, freisetzen.

K. W.: Ja, er beschäftigt sich offenbar sehr intensiv mit dem Zeichenhaften, wie Reliquiar oder Tür beispielsweise.
F. M.: Tür, aber auch Altar, Tisch, Stele...

K. W.: Wenn ich allerdings so eine Tür sehe, dann ist sie für mich zunächst einfach nur ein Objekt. Es ist ein Objekt, das aufgrund des alten, teils verwitterten Materials und seiner Farbigkeit wirkt und das durch die Kombination mit anderen Objekten wie Nägeln, Zangen, Ketten oder durch Bemalung zusätzliche Ausdruckswerte erhält. Ich sehe allerdings, daß formale Gesichtspunkte bei einem solchen Türobjekt nicht das Wichtigste sind, aber...
F. M.: Ja, so eine Tür hat nicht unbedingt einen Christusbezug.

K. W.: Es sei denn, man gibt diesen Christusbezug dazu, indem man das Johannes-Evangelium daraufpfropft, wo Christus von sich sagt: »Ich bin die Tür«.
F. M.: Das würde ich nicht tun. Es gibt Gefahren der Grenzüberschreitung. Die Türen würde ich nicht als Illustration für den Satz »Ich bin die Tür» einsetzen.

K. W.: Ich denke, damit würde man Zacharias auch nicht gerecht; denn das hieße ja, daß seine Arbeiten literarisch, illustrativ wären. Und das sind sie, im Werkzusammenhang betrachtet, einfach nicht.
Wir sprachen gerade über Material. Ein Künstler, bei dem das Stichwort Material große Bedeutung hat, ist Horst Egon Kalinowski. Sein Material ist das Leder: Leder als Haut, als etwas, was atmen kann, was einerseits durchlässig ist, andererseits aber auch schützt, also Dinge abhält; Leder als etwas sehr Erotisches; als ein Stoff, der aber auch Gedanken an Gewalt aufkommen läßt. – Wie siehst Du denn bei Kalinowski den Bezug zum Christusbild?
F. M.: Ich glaube, man muß bei zeitgenössischen Künstlern unterscheiden zwischen einer Gruppe, in der das Christus-Thema explizit da ist – z. B. bei Alfred Hrdlicka, Arnulf Rainer, Joseph Beuys – und einer anderen Gruppe, bei der es sich eigentlich nur sehr bescheiden anlegt und auslegen läßt. Dazu gehört sicher Kalinowski, der in dieser Richtung äußerst behutsam ist und gleichwohl gerade in seiner Scheu und in seiner Behutsamkeit eine ganz entscheidende Gestaltung bringt. Ich denke z. B. an die zeichnerischen Einheiten von »Larron«, also »Schächer«. Da ist natürlich ein gewisser Anklang... Wenn er dann hingeht und alte Ledermäntel, Lederjacken ausstopft und sie figuriert wie»Larron«, dann ist das natürlich nur »der Schächer«. Aber jeder weiß, daß der Schächer immer auch in der Nähe des Jesus ist. Er ist oft in der Rolle des Jesus selbst. Also die Grenzen zwischen Larron und Christus sind nicht gegeben. Ich für mich selbst würde sagen, oft ist der Larron, der Schächer, der Christus. Und nur aus einer gewissen Scheu, aus einem Respekt und auch einer künstlerischen Vorsicht, sich diesem theologischen Betatschen nicht allzu leicht auszusetzen, wird es so genannt.

K. W.: Aber Du betatschst doch immer wieder?!
F. M.: Ich glaube schon, daß man meine Auseinandersetzung nicht als ein vereinnahmendes Betatschen bezeichnen kann. Ich sage ja, es gibt Differenzen. Aber es gibt auch die klaren Bezüge. Die lege ich offen, – und respektiere vor allem auch die

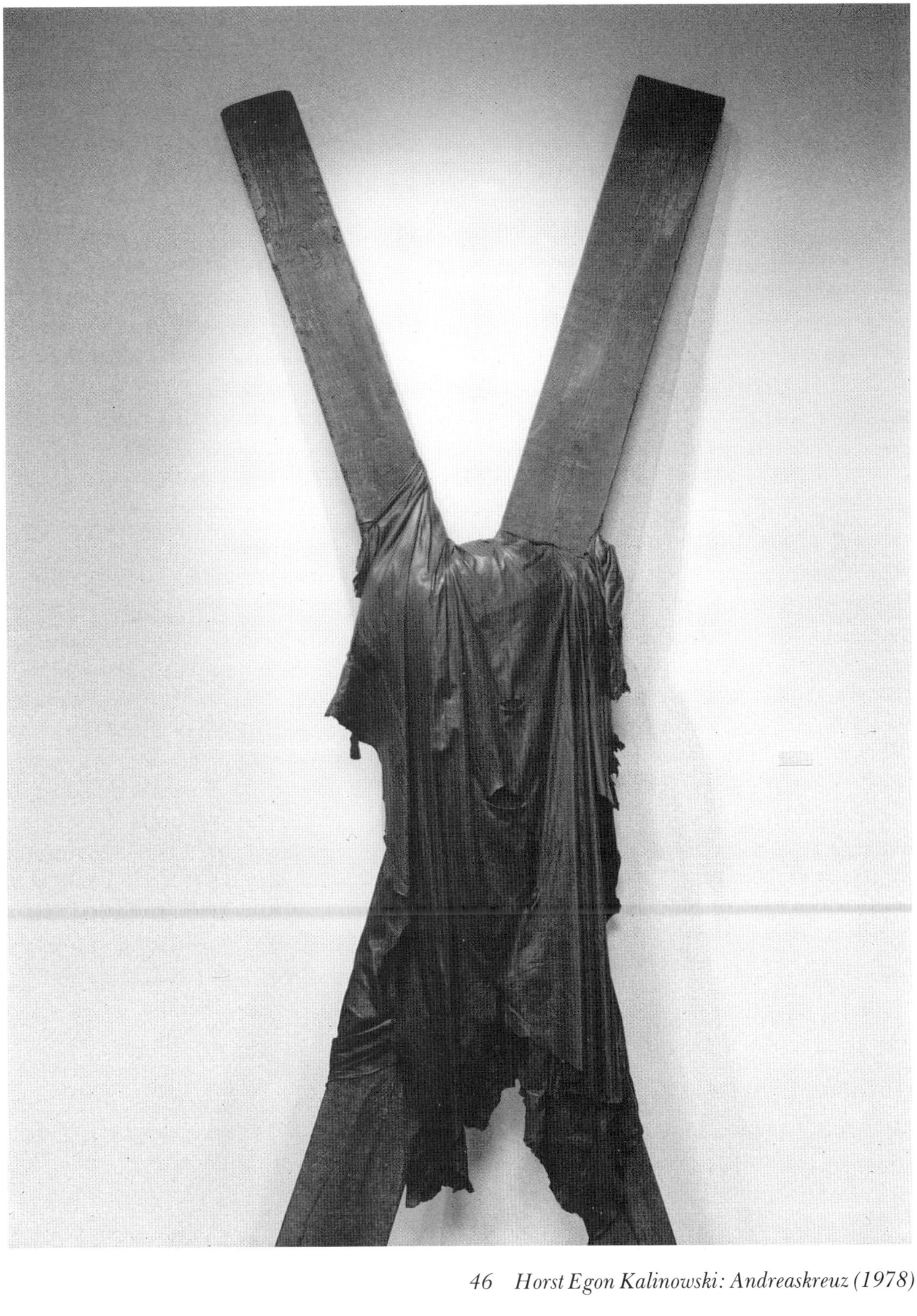

46 Horst Egon Kalinowski: Andreaskreuz (1978)

künstlerische Scheu. Ich sage, was meine Interpretation ist und was sich objektiv unmittelbar aus der künstlerischen Intention ergibt.

K. W.: Wenn wir schon von Vereinnahmung sprechen: In diesem Zusammenhang ist ja das Projekt, hier in Köln in Sankt Peter z. B. zeitgenössische Triptychen in den Altarraum zu hängen, recht fragwürdig. Die Apsis ist ein Ort, der sehr stark aufgeladen ist. Und die Bildform des Triptychons ist ebenfalls sehr stark aufgeladen. Sakralraum, sakraler Ort, sakrale Bildform…
F. M.: Ich bekomme viel Hiebe von Kunsthistorikern in dieser Richtung. Ich verstehe das nur nicht so ganz. Ich meine, man muß sehen, daß man die verschiedenen Aufgeladenheiten zueinander in Beziehung setzt. Ich bin nicht der Meinung, daß das Triptychon nur ins Museum gehört, … sofern die Kirche den Künstlern die Freiheit läßt. Und ich gehe eigentlich immer erst hin und frage, ob es den Künstlern recht ist, daß ihre Arbeiten in den Kirchenraum kommen. Sie wissen um diese Dimension. Sie finden das eher interessant, wollen sehen, wie das zusammengeht, wie das lebt.

K. W.: Ja, das stimmt schon. Aber sie schätzen es im voraus häufig nicht richtig ein. Ich habe schon des öfteren erlebt, daß sie zum ersten Mal ihr Triptychon im Altarraum, in der Apsis, sehen und dann zurückschrecken.
F. M.: Das stimmt. Ich will ja auch nicht sagen, daß alles, was wir machen, unproblematisch ist. Man muß darüber auch ganz nüchtern Bestandsaufnahme machen.

K. W.: Das denke ich auch; denn ich habe gerade erst wieder ein typisches Erlebnis mit jenem Triptychon gehabt, das augenblicklich bei uns hängt, »le repas« von Antoni Tàpies. Viele, mit denen ich vor diesem Bild sprach, standen ratlos davor, konnten zunächst überhaupt nichts damit anfangen, wußten nur: Hier ist ein Altarraum, und hier hängt ein Bild über dem Altar. Also muß das ja wohl etwas Heiliges sein. Da sehe ich einerseits die Gefahr der Vereinnahmung des Bildes, andererseits aber auch die Gefahr, daß der Betrachter irregeleitet wird, daß wir den Betrachter ja im Grunde genommen allein lassen. Er steht vor diesem Bild, erkennt nichts. Inwiefern stellst Du Dich der Aufgabe? Was tust Du?
F. M.: Also zunächst möchte ich den Betrachter erst einmal da stehen lassen. Er soll schauen und sich befangen lassen. Dann ist es ja doch so, daß wir uns hier mit dem ganzen Team zur Verfügung stellen und mit den Menschen vor die Bilder gehen, mehrfach vor die Bilder gehen und versuchen, Bezüge, die sich nicht sofort für den ungeübten Betrachter nahelegen, aufzudecken und anzubieten. Ich meine, »le repas« ist so eindeutig wie kaum etwas, was wir je hatten und was den Bezug zum Raum anlangt.

K. W.: Mag sein. Mein Problem dabei ist, daß, sobald die Betrachter einige Gegenstände erkannt haben, sie das Bild nur noch in Bezug zum Kirchenraum sehen und dementsprechend interpretieren.
F. M.: Dies ist ein Bild, das eine Tischsituation zeigt, und es ist über einen Tisch gehängt. Wenn man so will, kann man sogar sagen, es spiegelt das, was auf dem Altar steht. Insofern gibt es fast die klassische Interpretation: Der archaische Steinaltar wird jetzt auf diese Tischsituation hin interpretiert, eucharistisch interpretiert. Vom Material des Steins wird eben die Malerei des Tisches konterkariert oder kontrastiert.

K. W.: Könnte man dann nicht auch eine Arbeit von Spoerri hinhängen?
F. M.: Weiß ich nicht, würde ich im Moment nicht so sehen.

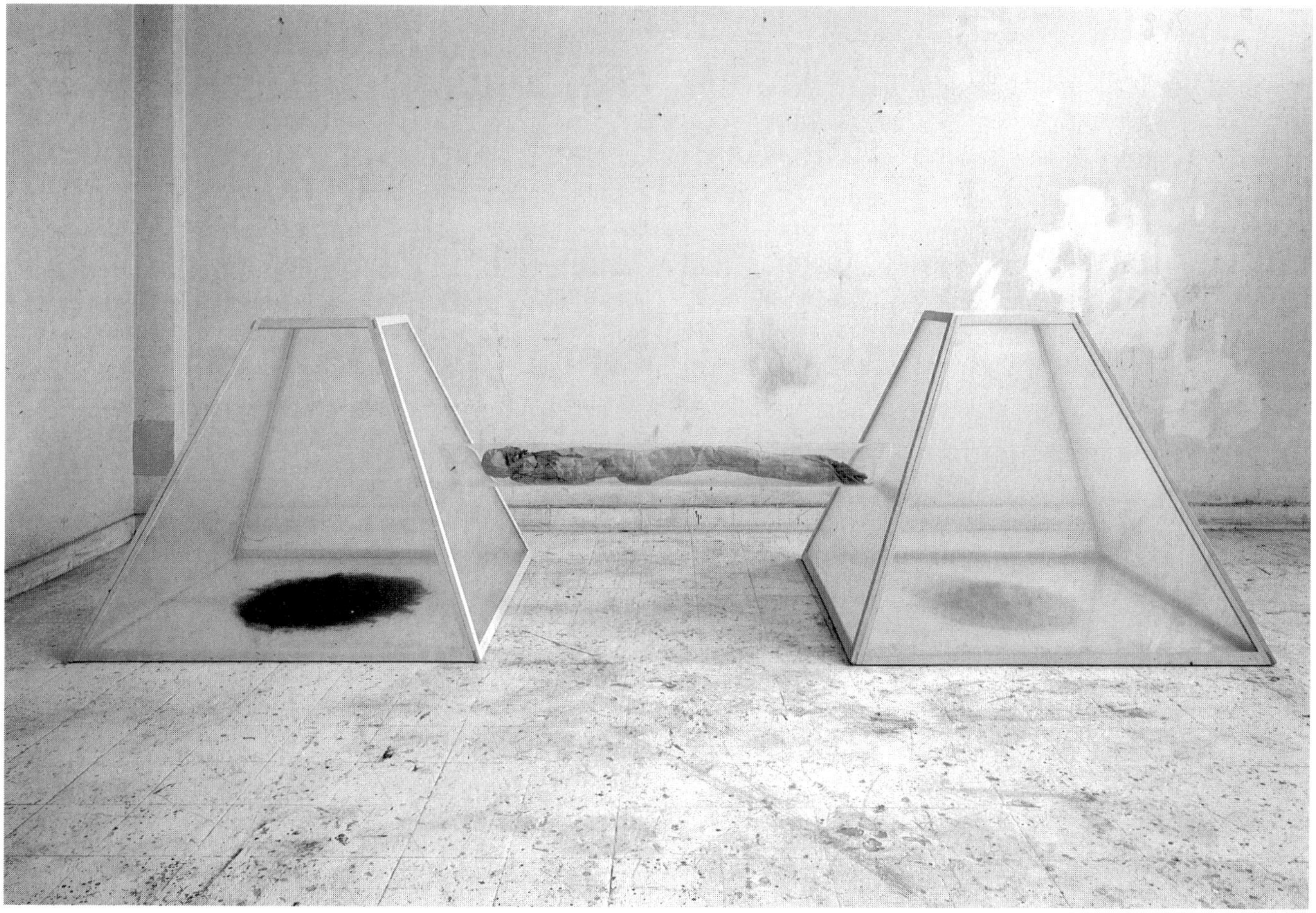

47 Jürgen Brodwolf: Doppelpyramide (1987)

K. W.: Weil der Gegenstand nicht »heilig« genug ist oder weil es kein Triptychon wäre?
F. M.: Nein, ich meine, es müssen ja nicht immer nur Triptychen da hängen. Nicht alle Altarbilder sind Triptychen. Es gibt Diptychen, und vor allen Dingen gibt es einfache Altarbilder, Heiligenbilder. Das muß man sehen! – Da gebe ich ja sozusagen der geistlichen Aufsichtsbehörde recht, wenn sie sagt, die Bilder hier im Altarraum müssen das Altargeheimnis auslegen. Das habe ich unterstrichen. Das tun sie auf ihre Weise, zwar nicht für immer und ewig, nicht dogmatisch, und nicht immer völlig eindeutig, sondern einmal von diesem und einmal von jenem Aspekt aus. Das macht ja eigentlich das Aufregende unserer Arbeit hier aus. Das ist sicher die spannendste Ecke, die wir überhaupt zu bieten haben.

K. W.: Es war ja auch äußerst interessant, als wir das Triptychon von Brodwolf hatten, die drei Figuren um den Altar herum. Damals wurde ja auch die Altarsituation plötzlich aufgeladen. Da wurden diese einfachen schwarzen Figuren selbst mit Bedeutungen aufgeladen. Jeder sah sofort Golgota, oder die drei Frauen am Grab, oder…
F. M.: …die Salzsäulen.

K. W.: Drei Salzsäulen? Welche Salzsäulen?
F. M.: Die Frauen, die auf der Flucht mit Loth zurückschauten.

K. W.: Ja gut, aber im Grunde genommen sind es für mich zunächst einmal Figuren; es sind Figuren, die nicht näher bestimmt werden, weder was Geschlecht noch Alter noch Befindlichkeit angeht. Wie sind sie also im Verhältnis zum Thema »Christusbild« zu sehen? Brodwolf ist ja ein Künstler, der m. E. damit sehr behutsam umgeht. Und ich habe auch da wieder die Befürchtung, daß man einfach durch die Situation in der Kirche und natürlich durch die eigene weltanschauliche Position den Künstler in eine bestimmte Ecke drängt.

F. M.: Ja, Jürgen Brodwolf ist kein Christusmaler. Und diese Figuren sind nicht, nur weil sie da am Altar stehen, Christusfiguren.

K. W.: Die Erfahrung zeigt aber, daß sie von vielen gleich so gesehen werden.
F. M.: Das sind zunächst einmal drei Figuren, die durch ihr Material, durch ihre Form eine unglaubliche, archaische, letztgültige, letztreduzierte Aussage zum Menschen machen. Es ist natürlich klar, wenn er drei Säulen in den Altarraum hineinstellt – der Vorschlag kam zwar von uns, aber er hat begeistert mitgemacht –, dann laden die sich natürlich auf, aber nicht eindeutig. Wir haben ja vorhin schon eine ganze Reihe von möglichen Assoziationen genannt. Es legen sich, das ist das Besondere bei moderner Kunst, Bezüge nahe; aber sie sagen nicht, das ist ein Christus.

K. W.: Ja, das ist ein Prozeß, der eigentlich schon durch Künstler wie James Ensor und Edvard Munch oder auch Georges Rouault vorbereitet wird. Sie bringen ja schon die Identifikation des Christus mit jedermann, gleichgültig, ob Künstler, Bettler oder Dirne.
F. M.: Und heute wird der Christus so gesehen, daß er ein Verbrecher sein kann; oder es ist irgendein beliebiger Mensch oder irgendein x-beliebiger Toter, oder ein Sterbender. Die Künstler arbeiten mit unserer Fantasie, daß wir Christus dahinsetzen, und helfen uns so ein wenig nach. Im Moment, wo wir fast ein Aha-Erlebnis zu haben scheinen, verweigern sich diese Figuren, ziehen sie sich zurück. Das ist das Tolle: Sie bleiben irgendwo in der Schwebe und konfrontieren den Betrachter mit sich selbst, auch mit der Frage: Ist es das nun oder ist es das nicht? Sie reißen eine Spannung auf, die sie nicht beantworten. Und genau das ist es, was Kunst aufregend macht, was moderne Kunst eben alter Kunst voraus hat.

K. W.: Glaubst Du, daß alte Kunst ganz festgelegt ist?
F. M.: Das nicht. Aber festgelegt ist der Umgang mit alter Kunst. Ich glaube, daß die alte Kunst wesentlich interessanter ist als dieser dummdreiste, dogmatisch vereinnahmte Umgang mit ihr. Kunst ist immer weiter als das menschliche Herumfetischisieren.

K. W.: Das macht ja auch hier den Ort Kirche, im Unterschied zum Museum, als Ausstellungsort so interessant, zumindest für mich. Im Museum beobachte ich vielfach Menschen, die einfach durchgehen und Kunst als Bildungsprogramm konsumieren. – Wenn man in den Kirchenraum hineinkommt, dann teilt sich natürlich eine gewisse Atmosphäre mit, und die läßt einfach ruhiger werden. Sie läßt verhaltener mit der Kunst umgehen, vielleicht auch offener werden für ein Kunst-Erleben.
F. M.: Ja, das ist eigentlich das, was ich sage. Mein Beitrag für die Kunst ist, daß ich sage: Kunst muß nicht nur in den öffentlichen Raum, sondern Kunst muß in den Raum von Öffentlichkeit. Und Öffentlichkeit ist immer je verschieden. Deswegen bin ich der Meinung, Kunst muß in ganz bestimmte Räume, an Plätze, vor Banken, auf Bahnhöfe, in U-Bahn-Stationen und eben auch in Kirchen. Aber ebenso auch in Gerichtsgebäude und andere Ämter. Kunst muß dorthin, wo die Menschen sind, nicht nur in irgendeinen abstrakten öffentlichen Raum. Das ist vorbei, das ist von gestern. Kunst muß dahin, wo Menschen sind. Und es gibt eben einige Menschen, die sind in der Kirche. Da ist diese Begegnung mit am dichtesten, weil Kunst und Religion doch vom Ursprung her sehr eng verschwistert sind.

K. W.: Und trotzdem haben gerade die Leute, die wirklich in die Kirche kommen, um zu beten, oft zunächst kaum Zugang zu dieser Kunst.
F. M.: Beter waren nicht immer die nach außen Neugierigsten. Wenn ich bete, fallen mir auch nicht irgendwelche Zweifel oder Kombinationen ein. Wenn einer betet, will er sich konzentrieren, sich versenken, will fast sich auf Gott hin verlassen.

K. W.: Vielleicht will das jeder, der in die Kirche kommt.
F. M.: Nein, das glaube ich nicht. Leider. Die meisten, die in die Kirche kommen, wollen unterhalten oder angeregt oder sonstwie gekitzelt werden. Es ist immer die Frage, was Ansatz ist für eine solche Betrachtung. Ich bin wirklich der Meinung – das habe ich ja selbst erfahren –, moderne Kunst holt mich eigentlich weit mehr in die Konzentration und Versenkung hinein als alte. Schau mal, dieser aufregende Rubens hier in der Kirche Sankt Peter. Natürlich, das ist ein wüstes Bild. Das habe ich gesehen, und ich kenne es. Und da gibt es andere Bilder, z. B. wenn ich an diese Skulpturen von Joannis Avramidis denke, die sich bei jedem Blick entziehen. Ich muß sie in jedem Blick erwecken, und ich muß mich auf sie einlassen. Und im Erweckungsvorgang kommt die Konzentration zustande. Das ist das Großartige. Eigentlich kann geistig binden nur etwas, was sich geistig entzieht. Was sich geistig präsentiert, das ist eben zum Abhaken. Schon gesehen!

K. W.: Also das, was man mit Worten ganz konkret wiedergeben kann, würdest Du heute aus dem Bereich der Kunst erst einmal ausscheiden?
F. M.: Ja. Kunst ist widerständig. Sie macht Zoff in der Öffentlichkeit, aber sie ist widerständig auch gegenüber meiner Vereinnahmungstendenz.

K. W.: Eine Kunst, die auf breiter Basis als besonders widerständig erfahren wurde und immer noch wird, ist die von Joseph Beuys. Was mich interessiert, das sind die Symbole bei Beuys, die Verwendung bestimmter Materialien, die ja – so könnte man zunächst annehmen – rein subjektiv und nur aus

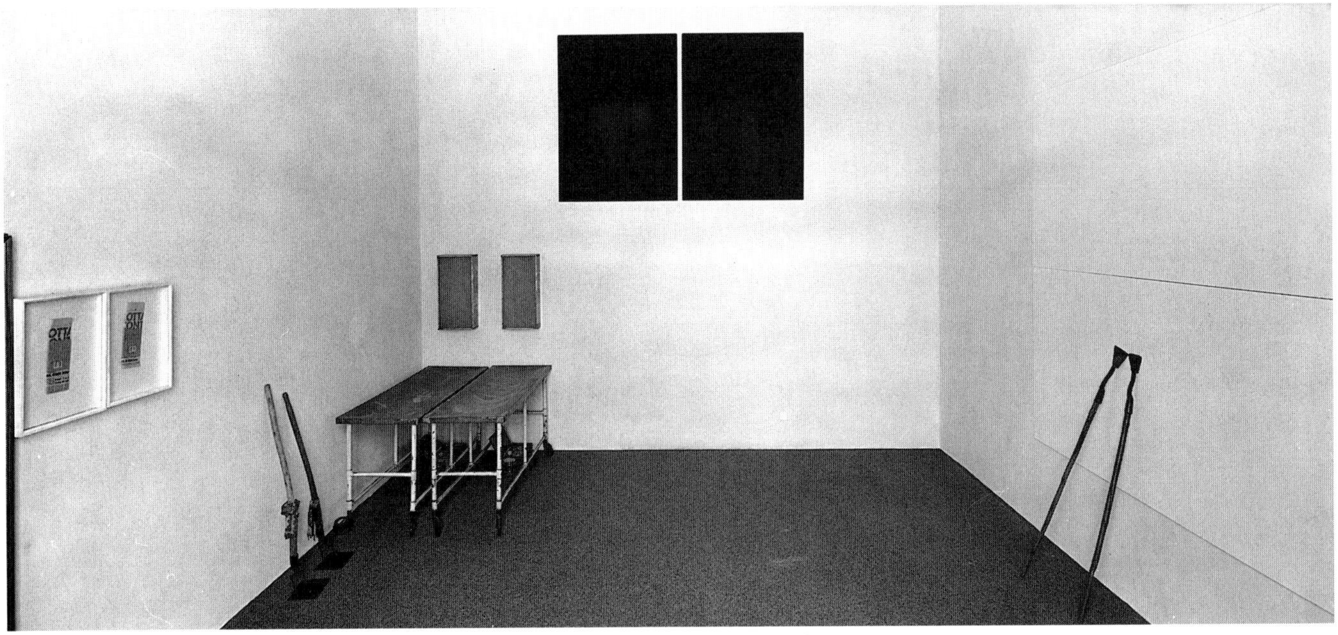

48 *Joseph Beuys: zeige deine Wunde (1974–1976)*

seiner eigenen Assoziationskette heraus verständlich sind: Fett, Filz etc. Da stehen viele Menschen immer noch hilflos davor, es sei denn, man gibt ihnen Hinweise. Ist also zeitgenössische Kunst eine ganz persönliche, vollkommen subjektive Angelegenheit?
F. M.: Nein, ich würde nicht sagen, ganz persönlich und subjektiv. Filz bei Beuys, das ist längst eine öffentliche Sache, also objektiv. Es gibt natürlich Leute, denen sich diese Objektivität entzieht, die sie als solche nicht erkennen, weil sie in ihrer geistigen Aufnahmebereitschaft eingegrenzt sind. Man kann sie auf die Fährte setzen, und dann gehen sie auf der Fährte weiter oder nicht. Die meisten gehen aber dann nicht weiter, weil diese Fährte zu sehr in ein unbekanntes Land führt. Ich denke, man muß sich mal darauf einlassen, etwa auf Filz. Er hat in sich eine unglaubliche Symbolik dadurch, daß er aus Haaren, Tierhaaren besteht, die sich nicht nur ineinander verschränken, sondern die ein gewisses Sekret absondern und dann miteinander verfilzen. Das ist etwas, was für Beuys auch ein Grundbild für das soziale Ganze ist. Und wenn man die Funktion sieht, daß da, wo ein soziales Ganzes sich wirklich verwebt zu einer Einheit, wo das soziale Ganze aufgeladen wird durch die Kraft der zellularen Form und umgekehrt, daß die Einzelzelle oder das Einzelteil eben von Gesamtwerten lebt, dann ist man sehr schnell bei den normalen Nutzanwendungen von Filz, von Wärme speichern, beim Thema, daß Wärme insgesamt eine fast ethische Aufgabe ist, daß der Mensch als Wärmeträger Wärme abgeben soll.

K. W.: Ja. Wärme: Wärme speichern, Wärme leiten, das wird bei Beuys immer wieder nachvollziehbar. Er arbeitet mit Materialien, die entsprechende Informationen auf unterschiedlichen Ebenen weitergeben. Und wenn man seine Materialien einmal auflistet, dann haben sie eigentlich alle auf irgendeine Art mit Wärme zu tun.
F. M.: Der Sinn der Welt im Beuys'schen Sinn besteht darin, daß die kalte Welt durch Wärmeträger erwärmt wird. Und Wärmeträger können Wärme abgeben, wenn sie rational damit umgehen. Dann ist man sehr schnell im gesamten Feld etwa der Bedeutung und der Grundsymbolik von Filz. Und ich denke, wenn man das so sieht, braucht man Wärme eigentlich nur mit dem christlichen Liebesgedanken in Verbindung zu setzen.

K. W.: Du meinst also, daß Beuys mit dem Filz eine Aussage zum Zusammenleben macht?
F. M.: Ich würde nicht sagen, eine Aussage. Es ist eine Symbolisierung: In ein Zeichen, in ein Ding werden ganz bestimmte soziale Zusammenhänge eingebunden, sichtbar gemacht, präsentiert.

K. W.: In Deinem Beitrag zu Beuys habe ich den Eindruck, daß Du auch da wieder alles, was Beuys gemacht hat, christlich überhöhst.
F. M.: Ja, da muß ich sagen, daß es bei Beuys überhaupt nichts gibt, was nicht in irgendeiner Weise Christusbezug hat. Und wenn man dieser Spur nachgeht, einmal auf die Fährte gesetzt ist, dann sieht man, daß das wahr wird, von Arbeit zu Arbeit. Natürlich einmal mehr, einmal weniger. Aber das ist das Faszinierende bei Beuys, daß das Einzelteil immer aufs Ganze verweist. Das Ganze repräsentiert sich fast in jeder Zeichnung, sei sie theoretisch oder sei es die einzelne Darstellung eines Menschen oder ein Porträt oder sei es ein Tier oder irgendein Ding. …

III

Zusammenfassung: Annäherung zum Dialog

Dieses Gespräch könnte noch lange fortgeführt werden. Wir haben es dennoch abgebrochen, und zwar in dem Bewußtsein, daß der Leser nun selbst Fragen stellen und Positionen beziehen, daß er sich selbst in das Spannungsfeld zwischen Kunst, Religion und Kirche einbringen muß.
Vielleicht ist es hilfreich, ein wenig mehr über die beiden Personen zu wissen, die sich über Kunst und Kirche, über Kunst in der Kirche und über christliche Elemente in der Kunst unterhalten haben. Der Jesuit Friedhelm Mennekes ist Pfarrer der Kölner Innenstadtgemeinde Sankt Peter und Initiator der Kunst-Station Sankt Peter Köln. Nachdem er bereits in einer Frankfurter Vorstadtkirche zehn Jahre lang Ausstellungen zeitgenössischer Kunst durchgeführt und dabei zahlreiche Künstler kennengelernt hatte, baute er diesen Bereich in Köln aus. Neugierig geworden durch das künstlerische Niveau des Ausstellungsprogramms und überrascht über die Tatsache, daß nichts »Frommes« im Programm war, bin ich als Kunsthistorikerin »auf Tuchfühlung« mit der Kirche gegangen. Als Verantwortliche für den Bereich bildende Kunst und als Kunstvermittlerin werde ich häufig mit Fragen konfrontiert, welche die Autonomie der Kunst oder auch die Unantastbarkeit des sakralen Raumes zum Gegenstand haben. Und gerade an diesen Fragestellungen lassen sich die Möglichkeiten, aber auch die Grenzen einer Begegnung von Kunst, Religion und Kirche, von Bild und Wort nachvollziehen.
Wenn man versucht, das vorliegende Gespräch knapp zu umreißen, dann kristallisieren sich folgende Punkte als wesentlich heraus:
Theologie und Kunst, als eigenständige Partner gesehen, können einander bereichern.
Gleichzeitig besteht die Gefahr, daß Kunst durch Kirche/Theologie vereinnahmt wird.

Unter diesen Gesichtspunkten werde ich versuchen, das Gespräch in seinen Hauptanliegen noch einmal kurz zu skizzieren.
Zunächst ist es wichtig, noch einmal die thematische Eingrenzung zu klären. Gegenstand der Unterhaltung ist nicht das Verhältnis zwischen Kunst und Theologie allgemein, sondern dieses Verhältnis exemplarisch überdacht am Beispiel des Christusbildes.
Wenn man sich vor Augen führt, daß die Kunst in der Kirche über Jahrhunderte hinweg strengen Anforderungen unterworfen war – sie sollte belehren, Frömmigkeit wecken und schmücken –, dann stellt sich angesichts der zeitgenössischen Kunst, die sich nicht in den Dienst einer Ideologie stellen will, die Frage, wo ihr Anreiz für Theologen liegen kann. Er liegt ganz einfach in der Aktualität der künstlerischen Äußerung, und diese spiegelt das, was die Menschen heute existentiell bewegt. Insofern kann die Kunst auf ihre Weise die brisantesten Umsetzungen und Neuformungen der Christusgestalt liefern und damit – aus christlicher Weltanschauung betrachtet – »die Sache Jesu« weitertreiben. Die Kunst kann dem Theologen, dem Gläubigen ganz allgemein neue Perspektiven der Verkündigung eröffnen, sofern sie keiner Doktrin unterworfen ist.
Bei den Überlegungen, ob und wie das Christusbild in der modernen oder zeitgenössischen Kunst greifbar wird, haben sich auf unterschiedlichen Ebenen Verstehensprobleme herauskristallisiert. So geht der

Theologe, entsprechend seiner weltanschaulichen Disposition, davon aus, daß die Kunst unserer Zeit voller Christuszeichen sei. – Aber die Leser sollten einmal versuchen, diese ohne theologischen Beistand ausfindig zu machen! – Jedenfalls hat sich gezeigt, daß das Christusbild nicht immer explizit vorhanden ist. Bei Künstlern wie Jürgen Brodwolf oder Horst Egon Kalinowski ist sicher Offenheit für religiöse Deutungen gegeben, aber ein Christusbild im engen Sinne zu sehen, halte ich für äußerst problematisch. Um eine solche Deutung vorzunehmen, bedarf es gewisser Voraussetzungen.

Eine Voraussetzung, die häufig zur christlichen Interpretation führt, ist die Präsentation von Kunstwerken im Kirchenraum. Durch den Ort, an dem sie gezeigt werden, erhalten sie eine Dimension, die ihnen nicht grundsätzlich zu eigen sein muß. Sie kann bereichernd aber auch verfälschend wirken, je nachdem, auf welcher Ebene das Kunstwerk betrachtet werden soll.

Hinterfragt man das Interesse am Christusbild auf seiten der Künstler, dann zeigt sich, daß es häufig ein intellektuelles ist oder der Versuch, menschlich existentielle Themen zu fassen. So muß der Rückgriff auf ikonografische Muster nicht durch glühende Gläubigkeit oder Bindung an funktionalisierte Kunst im Dienst der Glaubensverkündigung begründet sein. Stattdessen könnte er die zeitlose Dimension eines Themas betonen oder inhaltliche Aspekte beisteuern, wie das etwa bei der Identifikation von Christus und Künstler geschieht, wo auf eine vergleichbare Außenseiterrolle in der Gesellschaft angespielt wird.

Die Diskussion um Verständnisprobleme, die sich vor dem Christusbild ergeben, zeigt ganz deutlich, wie wichtig es ist, eine klare Unterscheidung zwischen künstlerischer Intention, subjektiver Interpretation und Analyse eines Werkes vorzunehmen. Die weltanschaulich geprägte Sicht eines Kunstwerkes ist gleichermaßen problematisch *und* bereichernd. Allein die Tatsache, daß es möglich ist, Arbeiten zeitgenössischer Künstler – auch wenn sie im Kirchenraum erscheinen – unterschiedlich zu deuten, zeigt die Offenheit ihrer Formen. Erst im Betrachter erfahren sie eine letzte Konkretion.

Damit stellt sich die Frage, ob die moderne Kunst rein persönlich und subjektiv sei. Sie ist es nicht; denn sie basiert auf den existentiellen Grunderfahrungen, die allen Menschen gemeinsam sind.

Trotz allem »Wenn und Aber«, so hoffe ich, kann das Gespräch die Bereitschaft wecken, wieder einmal in ungewohnten, vielleicht sogar abenteuerlichen Bahnen zu denken und vor allen Dingen wahrzunehmen und zu empfinden.

Offenheit auf seiten der Künstler und der Kunstbetrachter wird es ermöglichen, mit der gehörigen Vorsicht eine Annäherung zu vollziehen. Gemeint ist nicht der Versuch einer Dienstbarmachung, sondern die Annäherung gleichwertiger Partner zum Dialog. *K. W.*

Wichtige Begriffe

Acheiropoieta
(griech. »nicht von Menschenhänden gemacht«). Beiname gewisser Bildnisse, besonders Christi, die auf wunderbare Weise entstanden sein sollen, z. B. das Christusbild von Edessa oder das auf dem Schweißtuch der Veronika.

Akrostychon
Wortfolge, bei der die Anfangsbuchstaben ein Wort ergeben.

Allegorie
die bildliche Veranschaulichung von Vorstellungen, Vorstellungs-Zusammenhängen, Begriffen, die an sich unanschaulich sind.

Altarretabel
(lat. »Rückwand«). Das Altarretabel ist entweder auf den rückwärtigen Teil der Mensa (Altartisch) aufgesetzt, so fast ausnahmslos im deutschen Mittelalter, oder steht auf einem hinter dem Altar befindlichen Unterbau (Renaissance, Barock). Das Retabel ist aus Stein, Stuck oder Metall, in diesen Fällen mit Relief versehen; oder es ist aus Holz mit Malereien.

Dada
eine auch Dadaismus genannte literarisch-künstlerische Bewegung mit dem revolutionären Ziel, bürgerliche, sinnentleerte Konventionen als solche anzuprangern, und wenn möglich, etwas Neues an ihre Stelle zu setzen.

Diptychon
(griech. »doppelt zusammengefaltet«). Schmalrechteckiges, zusammenklappbares Paar von Täfelchen aus Holz, Elfenbein oder Edelmetall, innen mit Wachseinlage, die zum Schreiben benutzt wurde. – In der mittelalterlichen Kunst ist Diptychon die Bezeichnung für ein zweiflügeliges Altarbild ohne feststehendes Mittelteil.

Expressionismus
(von franz. expression »Ausdruck«). Richtung der Kunst des 20. Jhs. hauptsächlich in Malerei und Grafik. In seinen zum Teil bis in die 80er Jahre des 19. Jhs. zurückgehenden Anfängen war der Expressionismus eine Reaktion gegen Impressionismus, Naturalismus und Akademismus. Er wollte neue Bezirke des Seelischen mit neuen Mitteln gestalten und glaubte, dies nur durch Verzicht auf sachlich treue Wiedergabe des Gegenständlichen in Form und Farbe entwickeln zu können.

Fauves
(franz. »Die Wilden«). Bezeichnung für eine um Matisse gescharte, im 1. Jahrzehnt des 20. Jahrhunderts sich entfaltende Gruppe nachimpressionistischer französischer Maler, die anstelle der gebrochenen Farben des Impressionismus ungebrochene, leuchtende Farben verwandten und diese unter Zurückdrängung plastischer Werte in großen Flächen nebeneinandersetzten.

Futurismus
Richtung der modernen Kunst, die 1909 in Italien zuerst für die Dichtung, dann auch für die Malerei proklamiert wurde und den völligen Bruch mit der Überlieferung verlangte: in der Malerei der Zukunft tritt an die Stelle der optischen, nur einen einzigen Zustand abbildenden Einheitlichkeit der Bildfläche die »Simultaneität«, d. h. die Vereinigung mehrerer zeitlich verschiedener Erlebnisphasen.

Ikonografie
(griech. »Bildbeschreibung«). In der Kunstwissenschaft versteht man unter Ikonografie die Kunde vom Inhalt und vom Sinn bildlicher Darstellungen, hier besonders solcher, die der christlichen Kunst

angehören. Sie erforscht die Entstehung der christlichen Bildthemen und verfolgt ihren Wandel.

Impressionismus
Richtung der neuen Malerei, die sich im letzten Viertel des 19. Jhs. in Frankreich durchsetzte und von da später auf andere Länder übergriff. Der Impressionismus nimmt die Natur als farbige Erscheinung, die es in allen Abstufungen so treu wie möglich festzuhalten gilt. Um die Farben in ihrer Reinheit nicht zu beeinträchtigen, werden sie zur Erzeugung bestimmter Töne auf der Leinwand so nebeneinandergesetzt, daß der gewünschte Ton aus einiger Entfernung durch optische Mischung im Auge des Betrachters entsteht.

Kithara
Leier

Maiestas Domini
Darstellung des thronenden Christus mit erhobener rechter Hand, das Buch in der Linken, begleitet von den 24 Ältesten der Apokalypse oder den 4 Wesen.

Mandylion
Schweißtuch

Nazarener
Gruppe deutscher Maler, die auf Dürer, den frühen Raffael und Perugino zurückgehen. Sie wollten eine »neu-deutsch-religiös-patriotische« Kunst schaffen im Gegensatz zu der gefühlsleeren, wie sie durch die Akademien vertreten wurde.

Pointillismus
Nur ungemischte Farben werden punkt- oder kommaförmig nebeneinandergesetzt. Alles bleibt der optischen Mischung überlassen.

Präraffaeliten
Vereinigung englischer Maler, gegründet 1848. Sie forderte seelische Vertiefung, Eingebung des Künstlers unmittelbar von der Natur her, dekorative Wirkung.

Realismus
Diejenige Gestaltungsweise, die die optische Erscheinung der Wirklichkeit so wiedergibt, daß die Hauptmerkmale jener Wirklichkeit erhalten bleiben.

Romantik
Diese seit etwa 1800 alle Gebiete geistigen Lebens ergreifende Haltung hat in der bildenden Kunst keinen eigenen Stil hervorgebracht. Insbesondere trat romantische Haltung und Stimmung in der Landschaftsmalerei hervor. Menschen und Natur werden zueinander in innige Beziehung gesetzt.

Sphaira
Kugelförmige Gestalt des Weltalls. Sie kann in der Darstellung der Maiestas Domini als Halbkugel zum Thron werden.

Suppedaneum
Fußstütze am Kreuz

Repositorium
Aufbewahrungsstätte, insbesondere für Reliquien

Surrealismus
Richtung der modernen Malerei, die auf Darstellung des Überwirklichen ausgeht. Sie sucht das Traumhafte anschaulich zu machen.

Symbolismus
Eine in Frankreich zuerst um 1885 in der Literatur, wenige Jahre später auch in der Malerei auftretende Richtung, die Gedankliches durch Symbole auszudrücken versuchte.

Verismus
Kraß wirklichkeitsgetreue künstlerische Darstellung

Bildnachweis

1 Der nicht von Menschenhand gemalte Erlöser (Mandylion), 12. Jh., Nowgorod. Moskau, Staatliche Tretjakow Galerie
2 Der gute Hirt, 5. Jh., Mosaik. Ravenna, Mausoleum Galla Placidia. Foto: Scala, Antella (Florenz)
3 Traditio legis, 4. Jh., Apsismosaik. Rom, Sta. Constanza. Foto: Scala, Antella (Florenz)
4 Triumphkreuz (Volto Santo), 12. Jh., Münster, Dom. Foto: R. Wakonigg, Münster
5 Pestkreuz (Cruzifixus Dolorosus), um 1300. Köln, St. Maria i. Kapitol. Foto: privat
6 Beau Dieu, 13. Jh., Amiens, Kathedrale. Foto: Foto Marburg, Marburg
7 Matthias Grünewald, Auferstehung, 1513-1515, Detail aus dem Isenheimer Altar. Colmar, Museum Unterlinden. Foto: Kösel-Archiv
8 Maiestas Domini - Der Weltenherrscher, Anfang 11. Jh., Sakramentar. Köln. Foto: Kösel-Archiv
9 Harmensz van Rijn Rembrandt, Titus als Christus an der Martersäule, 1646. Köln, Wallraf-Richartz-Museum. Foto: Foto Marburg, Marburg
10 Johann Heinrich Dannecker, Christus, 1825-1832. Regensburg, Fürstliche Grabeskapelle. Foto: Fürst Thurn und Taxis Zentralarchiv, Regensburg
11 Herz Jesu, Ende 19. Jh., Foto: Kösel-Archiv
12 Caspar David Friedrich, Das Kreuz im Gebirge (Tetschener Altar), 1807/1808. Dresden, Gemäldegalerie Neue Meister - Staatliche Kunstsammlung
13 Jan Thorn Prikker, Kreuzigung, 1891-1892. Otterloh, Rijksmuseum Kröller-Müller
14 Johann Baptist Zimmermann, Christus in der Glorie, 1753-1754, Deckenmalerei in der Wieskirche. Foto: W. Kienberger, Lechbruck
15 Gustave Moreau, Magdalena am Kreuz, 1880-1885. Paris, Musée Gustave Moreau
16 Edvard Munch, Golgatha, 1900. Oslo, Kommunes Kunstsamlinger Munch Museet (OKK M 36)
17 Emil Nolde, Abendmahl, 1909. Kopenhagen, Statens Museum for Kunst. (c) Stiftung Seebüll Ada und Emil Nolde, Neukirchen
18 Georges Rouault, Kreuzigung, aus dem Miserere, 1918/1927, erschienen 1948. Sammlung Rombold, Linz. (c) VG Bild-Kunst, Bonn 1989. Foto: Diözesanstelle, Linz
19 Max Beckmann, Kreuzabnahme, 1917. New York, Museum of Modern Art. (c) VG Bild-Kunst, Bonn 1989
20 Lovis Corinth, Der rote Christus. 1922. München, Staatsgalerie moderner Kunst. (c) 1989, Copyright by Cosmopress, Genf. Foto: Artothek, Planegg/Joachim Blauel, Gauting
21 Alexej von Jawlensky, Schwarzes Schauen, 1933. Abstrakter Kopf Nr. 40. Privatsammlung. (c) 1989, Copyright by Cosmopress, Genf. Foto: (c) Städtische Galerie im Lenbachhaus, München
22 Francis Bacon, Gemälde 1946. Zweite Fassung. Sammlung Ludwig (ML 1220). Köln, Museum Ludwig. Foto: Rheinisches Bildarchiv, Köln
23 Mark Rothko, Erdbraun und Grün, 1955. Köln, Museum Ludwig (ML 3228). Foto: Rheinisches Bildarchiv, Köln
24 Walter Zacharias, Schmerzensmann, 1988. Mit frdl. Genehmigung des Künstlers
25 Walter Zacharias, Christuskopf, 1984 (D 2961). Mit frdl. Genehmigung des Künstlers
26 Walter Zacharias, Objekt Nr. 27, 1986. Fußstück Holz in Metall (43 x 35 cm). Mit frdl. Genehmigung des Künstlers
27 Walter Zacharias, Tür, 1983/1984. Mit frdl. Genehmigung des Künstlers
28 Alfred Hrdlicka, Plakat für "Pasolini", 1985. Mit frdl. Genehmigung des Künstlers und der Galerie Hilger, Wien
29 Alfred Hrdlicka, Hommage à Lucas Cranach, 1972. Mit frdl. Genehmigung des Künstlers und der Galerie Hilger, Wien
30 Alfred Hrdlicka, Plötzenseer Totentanz. Detail, 1969-1972. Bleistift, Kohle, Tusche, Deckweiß, Bister (350,0 x 99,0 cm). Mit frdl. Genehmigung des Künstlers und der Galerie Hilger, Wien
31 Alfred Hrdlicka, Hommage à Pasolini, 1983. Mit frdl. Genehmigung des Künstlers und der Galerie Hilger, Wien
32 Horst Egon Kalinowski, Schächer I, 1971. Foto: (c) W. Pankoke, Karlsruhe. Mit frdl. Genehmigung des Künstlers
33 Horst Egon Kalinowski, Verklärung, 1984. Holz und Leder (308 x 110 x 27 cm). Sammlung Ledermuseum, Offenbach. Mit frdl. Genehmigung des Künstlers
34 Horst Egon Kalinowski, Schächer, 1974. Encke de Chine, Sur Papier et Toile (250 x 190 cm). Foto: p. wolf, Karlsruhe. Mit frdl. Genehmigung des Künstlers
35 Jürgen Brodwolf, Gewölbe, 1987. Plexiglas, Pappe, Gaze, Farbpigment (150 x 300 x 300 cm). Mit frdl. Genehmigung des Künstlers
36 Jürgen Brodwolf, Grab - Pyramide - Thron, Installation 1979. Holz, Erde, Blei (220 x 800 x 500 cm). Mit frdl. Genehmigung des Künstlers
37 Jürgen Brodwolf, Die Insel, Installation 1984. Segeltuch, Holz, Blei, Leinen (300 x 500 x 800 cm). Mit frdl. Genehmigung des Künstlers
38 Jürgen Brodwolf, Zwei Sitzende mit Stab, 1987 (170 x 300 x 60 cm). Mit frdl. Genehmigung des Künstlers
39 Joseph Beuys, Symbol des Opfers 1951 Symbol der Erlösung II 1951. Mit frdl. Genehmigung von Eva Beuys. (c) VG Bild-Kunst, Bonn 1989
40 Joseph Beuys, Kreuz 1957. Gaze und Wasserfarbe auf Schreibpapier, geklebt (29,8 x 21 cm). Mit frdl. Genehmigung von Eva Beuys. (c) VG Bild-Kunst, Bonn 1989
41 Joseph Beuys, halbiertes Filzkreuz mit Staubbild "Magda" 1960. Mit frdl. Genehmigung von Eva Beuys. (c) VG Bild-Kunst, Bonn 1989
42 Joseph Beuys, Kreuzigung 1962/63. Mit frdl. Genehmigung von Frau Beuys. (c) VG Bild-Kunst, Bonn 1989
43 Arnulf Rainer, Übermalung, 1985. (c) VG Bild-Kunst, Bonn 1989
44 Alfred Hrdlicka, Marsyas II, 1962/1965. Bronze nach rötlichem Untersberger Marmor (233 x 39 x 30 cm). Mit frdl. Genehmigung des Künstlers
45 Walter Zacharias, Altar, 1984. Regensburg, Diözesanmuseum. Foto: Chr. Zacharias. Mit frdl. Genehmigung des Künstlers
46 Horst Egon Kalinowski, Andreaskreuz, 1978. Holz und Leder. Darmstadt, Hessisches Landesmuseum. Mit frdl. Genehmigung des Künstlers
47 Jürgen Brodwolf, Doppelpyramide, 1987. Holz, Plexiglas, Pappe, Gaze, Farbpigment (150 x 700 x 150 cm). Mit frdl. Genehmigung des Künstlers
48 Joseph Beuys, zeige deine Wunde 1974 - 1976. Environment in der Städtischen Galerie im Lenbachhaus, München.
Foto: (c) Ute Klophaus, Wuppertal.